Andreas Krüger
Erste Hilfe für traumatisierte Kinder

Andreas Krüger

# Erste Hilfe für traumatisierte Kinder

Mit einem Vorwort
von Luise Reddemann

Patmos Verlag

**VERLAGSGRUPPE PATMOS**

PATMOS
ESCHBACH
GRÜNEWALD
THORBECKE
SCHWABEN
VER SACRUM

Die Verlagsgruppe
mit Sinn für das Leben

MIX
Papier | Fördert gute Waldnutzung
FSC® C083411

Die Verlagsgruppe Patmos ist sich ihrer Verantwortung gegenüber unserer Umwelt bewusst. Wir folgen dem Prinzip der Nachhaltigkeit und streben den Einklang von wirtschaftlicher Entwicklung, sozialer Sicherheit und Erhaltung unserer natürlichen Lebensgrundlagen an. Näheres zur Nachhaltigkeitsstrategie der Verlagsgruppe Patmos auf unserer Website www.verlagsgruppe-patmos.de/nachhaltig-gut-leben
Übereinstimmend mit der EU-Verordnung zur allgemeinen Produktsicherheit (GPSR) stellen wir sicher, dass unsere Produkte die Sicherheitsstandards erfüllen. Näheres dazu auf unserer Website www.verlagsgruppe-patmos.de/produktsicherheit. Bei Fragen zur Produktsicherheit wenden Sie sich bitte an produktsicherheit@verlagsgruppe-patmos.de

Bibliografische Information der Deutschen Nationalbibliothek
Die Deutsche Nationalbibliothek verzeichnet diese Publikation in der Deutschen Nationalbibliografie; detaillierte bibliografische Daten sind im Internet über http://dnb.d-nb.de abrufbar.

13. Auflage 2026

Verlagsgruppe Patmos in der Schwabenverlag AG, Senefelderstr. 12, 73760 Ostfildern
www.patmos.de

Umschlaggestaltung: init, Büro für Gestaltung, Bielefeld
Umschlagabbildung: plainpicture/Hanka Steidle
Druck: CPI books GmbH, Leck
Hergestellt in Deutschland
ISBN 978-3-8436-0146-7

*Für Lia, Tjark, Justus, Art*
*und die Kinder*

*... Zuerst blickte er nach unten. Die Leiter verlor sich mit ihrem fast unsichtbaren Fuß auf einer fernen Erde. Dann blickte er empor. Sprosse nach Sprosse stieg da auf, durchstieß in einer endlosen Reihe die Wolken und das Blau des Himmels und führte gerade an den Mond hinan. Es war ein Mond, der unter den Sternen lag, ein Mond, unausdenkbar fern, feuchtschimmernd wie eine Scheibe aus Eis, an das Gewölbe der Welt gefroren. August begann zu weinen und zu seufzen. Echogleich, schwach und verhalten zuerst, aber langsam schwellend bis zur Klage des Ozeans, drangen zu ihm Seufzer der Menge. »Schrecklich«, murmelte er im Traum. »Schrecklicher als Geburt und Tod. Ich bin gefangen im Fegefeuer.« Darüber schwanden August die Sinne, und er fiel hintenüber ins Nichts ...*

Aus: Henry Miller, »Das Lächeln am Fuße der Leiter«

*... »Wenn du bei Nacht den Himmel anschaust, wird es dir sein, als lachten alle Sterne, weil ich auf einem von ihnen wohne, weil ich auf einem von ihnen lache. Du allein wirst die Sterne haben, die lachen können!«*

*Und er lachte wieder.*

*»Und wenn du dich getröstet hast (man tröstet sich immer), wirst du froh sein, mich gekannt zu haben. Du wirst immer mein Freund sein. Du wirst Lust haben, mit mir zu lachen. Und du wirst manchmal dein Fenster öffnen, gerade so, zum Vergnügen ... Und deine Freunde werden sehr erstaunt sein, wenn sie sehen, dass du den Himmel anblickst und lachst. Dann wirst du ihnen sagen: ›Ja, die Sterne, die bringen mich immer zum Lachen!‹ Und sie werden dich für verrückt halten. Ich werde dir einen hübschen Streich gespielt haben ...«*

*Und er lachte wieder.*

*»Es wird sein, als hätte ich dir statt der Sterne eine Menge kleiner Schellen geschenkt, die lachen können ...«*

*Und er lachte noch immer.*

Aus: Antoine Saint-Exupéry, »Der Kleine Prinz«

# Inhalt

# Vorwort

Es muss in den 70ern gewesen sein, als Bettina Wegner sang: »Sind so kleine Hände«. Mich hat dieses Lied immer sehr angerührt, und es hat mich erschüttert, dass es nicht wenige Menschen zu geben scheint, die sich von dieser kindlichen Zartheit und Verletzlichkeit nicht berühren lassen.

Kinder sind sehr verletzliche Wesen und brauchen Schutz. Wenn ihnen Schlimmes widerfährt oder widerfahren ist, brauchen sie sachgemäße Hilfe. Hier setzt Andreas Krüger an. Er zeigt, wie Kindern begegnet werden sollte, die ein Trauma erlitten haben.

Es ist wichtig zu verstehen, dass seelische Verletzungen versorgt werden müssen und dass es nicht genügt, sie zur Kenntnis zu nehmen; noch schlimmer ist es, sie gar zu übersehen. Denn jedes traumatisierte Kind, das nicht angemessen versorgt wird, kann direkt oder später vielfältige Schäden entwickeln. Heute wissen wir recht genau, wie sich frühe Schädigungen lebenslang negativ auswirken können. Viele Erkrankungen des Erwachsenenalters können heute aufgrund der Forschungslage direkt mit frühen traumatischen Schädigungen in Verbindung gebracht werden.

Kinder sind aber auch zäh. Andreas Krüger beschreibt eine Art »Löwenzahnprinzip«. Wie der Löwenzahn, der sich seinen Weg sogar durch dicken Asphalt sucht, können auch Kinder immer wieder Wege und Auswege aus großer Not finden. Die uns allen angeborenen Widerstandskräfte sind bei Kindern oft unmittelbarer verfügbar als bei Erwachsenen.

Auch deshalb ist frühzeitige, angemessene Hilfe für ein Kind so wichtig.

Das vorliegende Buch fasst in verständlicher Weise die heutigen Erkenntnisse der Psychotraumatologie, also der Lehre von seelischen Wunden, so zusammen, dass Eltern, ErzieherInnen, LehrerInnen und andere, die mit Kindern zu tun haben, einen Leitfaden haben, was sie tun können und sollten, wenn das Kind seelisch verletzt ist.

Aus meiner Sicht, der einer Psychotherapeutin, die Erwachsene behandelt, ist es längst an der Zeit, dass die Besonderheiten in der Unterstützung und Behandlung von traumatisierten Kindern beschrieben werden. Denn die Erkenntnisse liegen bereits längere Zeit vor, warten aber auf Umsetzung. Damit ist ein wichtiger Schritt in der Verhinderung von Folgeschäden getan – und damit ist dieses Buch bedeutsam für die Vorsorge. Es wird Traumatisierungen von Kindern leider nicht verhindern können, aber es wird eine Hilfe für all diejenigen sein, die einem Kind nach einer traumatischen Erfahrung rasch und wirksam beistehen wollen.

*Kall, im Juli 2007* *Luise Reddemann*

# Einleitung

Dieses Buch will Grundlagenwissen über Psychotraumastörungen vermitteln und Eltern sowie Menschen aus verschiedenen Berufsgruppen, die mit Kindern zu tun haben, dabei unterstützen, traumatisierten Kindern und Jugendlichen bei der Bewältigung ihrer schrecklichen Erlebnisse zu helfen. Die Leserinnen und Leser sollen in die Lage versetzt werden, eine Art psychische »Erste Hilfe« zu leisten – ähnlich, wie auch im körperlichen Bereich medizinische Laien z. B. bei einem akuten Kreislaufstillstand oder einem Herzinfarkt Erste Hilfe leisten können, wenn sie entsprechend geschult wurden. Es geht darum, das traumatisierte Kind besser zu verstehen, um es besser bei der Verarbeitung von traumatischem Stress unterstützen zu können.

Dabei ist vor allem immer wieder zu berücksichtigen, dass Kinder auf einem früheren psychischen und geistigen Entwicklungsstand sind als Erwachsene und darüber hinaus sehr von diesen abhängig sind. Ein 3-jähriges Kind erlebt einen Verkehrsunfall, bei dem zwar Blut fließt, aber dennoch niemand ernsthaft verletzt wird, möglicherweise als traumatisch. Es ist noch nicht in der Lage, den Verstand und sein Wissen so einzusetzen, wie das ein 9-jähriges Grundschulkind schon kann: Beide Kinder haben erst einmal heftige Angst, wenn sie etwa einen Crash hören und zwei Autos zusammenstoßen. Der 3-Jährige ist, zunächst einmal, drei Köpfe kleiner als das ältere Kind, die gefährliche Welt ist für ihn entsprechend größer. Er versteht auch noch nicht so viel, die schlimme Situation trifft den Kleinen somit heftiger als den größeren Jungen. Der 9-Jährige versteht die Zusammenhänge schon, wenn die Erwachsenen miteinander reden: »Der eine hat nur eine Schürfwunde, das wird wieder« – solche Worte erreichen den Kleinen noch nicht. Er sieht nur das Blut, hört den Knall des Aufpralls und bleibt im traumatischen Schockzustand, weil der Verstand der Seele noch nicht zur Hilfe kommen kann.

Verstehen vermittelt ein Sicherheitsgefühl, und das ist eine wichtige Medizin, wenn die Seele verwundet wird. Woran erkennt man, ob eine Situation ein Kind traumatisiert hat? Was sind die Anzeichen dafür? Welche Hilfe braucht ein Kind in unterschiedlichen Altersstufen dann, und was kann ich tun? In den ersten Momenten nach dem »persönlichen Horror«, benötigt ein Kind nicht zwangsläufig einen »Psychoprofi«. Jeder könnte helfen, wenn er mit Erste-Hilfe-Maßnahmen für die Seele vertraut ist.

Das Buch kann auch als »Begleitliteratur« dienen, wenn das Kind und seine Familie nach einer schweren seelischen Verletzung bereits professionelle Hilfe in Anspruch nehmen. Die Themen, die hier besprochen werden, können den Eltern als Anregung für die Auseinandersetzung dienen: für ein Gespräch mit dem behandelnden Therapeuten oder Vertretern anderer Berufsgruppen, die mit dem Kind zu tun haben. Dinge können hier noch einmal nachgelesen werden, die bei der Behandlung bereits erörtert wurden. Das Buch kann so auch als eine Art Nachschlagewerk benutzt werden. Die tägliche Arbeit mit traumatisierten Kindern, Jugendlichen und ihren Familien hat gezeigt, dass ein Buch, das auf die vielfältigen Fragen der betroffenen Eltern und Berufsgruppen in einem Überblick antwortet, bisher fehlte.

Die vorliegende Veröffentlichung soll helfen, dass Kinder in Zukunft vom ersten Moment an durch informierte Laien besser in ihrer Not erkannt und versorgt werden.

*Zum Aufbau des Buches*

Kapitel 1 dient der Vermittlung eines grundsätzlichen Verständnisses von psychischer Traumatisierung. Was ist traumatischer Stress? Was ist eine Psychotrauma-Folgestörung, und woran erkenne ich sie? Was sind wichtige Erkenntnisse, die ich beim ersten Kontakt mit einem Kind oder Jugendlichen gewinnen sollte? Diese Fragen sollen in diesem Kapitel beantwortet werden. In Kapitel 2 geht es dann um speziellere Fragen zum Thema: Was sind die Auswirkungen von traumatischem Stress – etwa wenn er ganz früh im Leben eines Menschen Schäden verursacht. Welche Auswirkungen hat eine Traumatisierung des Kindes auf die Hirnfunktionen und auf seine menschliche Umgebung, das soziale Umfeld? In Kapitel 3 soll erläutert werden, wie man einem Kind nach einer Schwerverletzung helfen und Selbstheilungskräfte fördern kann. Das vierte Kapitel »Ausblicke«, beschäftigt sich schließlich vornehmlich mit der gesellschaftlichen und politischen Dimension von kindlicher seelischer Schwerverletzung.

Im Text wird manchmal *über* Eltern oder andere Personen gesprochen. Das Buch wendet sich also nicht nur an betroffene Eltern, die nach einem Ereignis ihr Kind gut versorgen möchten, er richtet sich auch an andere Menschen, die mit einem traumatisierten Kind oder Jugendlichen in Kontakt kommen: Lehrer, Kindergärtner, Menschen anderer Berufsgruppen (Polizei, Rettungswesen, Pädagogen der Jugendhilfe, Laienhelfer bei den Opferhilfeeinrichtungen wie dem Weißen Ring, dem Kriseninterventionsteam des Deutschen Roten Kreuzes etc.). Oft sind es ja nicht die Eltern und Bezugspersonen, sondern andere Menschen, die beim Kind oder in seiner Nähe sind, wenn etwas passiert. Auch die Solidarität und der Sachverstand der Menschen in der unmittelbaren Umgebung des Kindes sind für die ersten Momente nach dem »Einschlag«, nach der schlimmen Erfahrung, von Bedeutung. Jeder Erwachsene kann hier plötzlich die Funktion von Eltern haben und einem fremden Kind oder Jugendlichen Schutz und Hilfe geben. Und wir können nur hoffen, dass in der Stunde der größten Not jemand vor Ort für unsere eigenen Kinder da ist, der sie als psychologischer Laie sachkundig und gut versorgt und der nach einer verheerenden Katastrophe hilft, die Verletzung der Seele zu mildern, wenn wir, die Eltern, selbst nicht da sein können.

Im Sinne einer leichteren Lesbarkeit wird im Text in unpersönlichen Zusammenhängen von »den Jugendlichen« und »den Betroffenen« gesprochen, auch wenn es sich um weibliche Personen handelt. Ist einmal eine geschlechtsspezifische Sicht auf die Dinge notwendig, wird dies im Text ausdrücklich erwähnt.

Im Text werden Hinweise, Merksätze und wichtige Erklärungen in einer anderen Schriftart als der Grundschrift und eingerückt gesetzt. Fallbeispiele sind durch Kursivschrift hervorgehoben. Beispieldialoge wurden in Rahmen gestellt, um sie vom restlichen Text abzusetzen.

Die Beispieldialoge im Text sind nur Modelle. Im Sinne des Schutzes der Patienten und der Eltern wurden Namen und Inhalte bei Beispieldialogen und Fallbeispielen, in die reale Geschehnisse eingegangen sind, so verändert, dass die persönliche Sphäre von Kind, Jugendlichem und Eltern gewahrt bleibt. Insgesamt handelt es sich bei den Beispieldialogen und Fallbeispielen um fiktive Beispiele, die einer Zusammenschau der Erfahrungen mit betroffenen Kindern und Jugendlichen entsprechen.

Die Beispiele eignen sich nicht unbedingt, um sie immer wortwörtlich anzuwenden. Sie kennen Ihr Kind oder das Kind in Ihrer Umgebung besser und können ihm die Dinge in Beispielen so vermitteln, wie es für dieses Kind oder den Jugendlichen vielleicht als passender erscheint! Worte sind jeweils an eine Sprache anzupassen, die dem Alter des Kindes entspricht. Sie sind nicht zwangsläufig in der angegebenen Reihenfolge oder allesamt in dieser Form anzuwenden. Sie können als Hilfe dienen, wenn die entsprechenden Inhalte mit dem Kind zum Thema werden.

Lassen Sie sich von der Fülle der Informationen im Buch nicht überschwemmen. Nehmen Sie sich, ganz nach Ihrem Interesse, erst ein, dann ein anderes und ein weiteres Thema vor etc. Das Buch ist so aufgebaut, dass sich Ihnen – nach der Lektüre von Kapitel 1 – viele wichtige Inhalte und Themen auch dann vermitteln, wenn Sie das Buch nicht chronologisch lesen.

Das vorliegende Buch ist aus der praktischen Arbeit mit traumatisierten Kindern und Jugendlichen in einem Modellprojekt, der Trauma-Ambulanz für Kinder, Jugendliche und ihre Familien am Universitätsklinikum in Hamburg, hervorgegangen. Mein Dank gilt also den vielen Kindern, Jugendlichen, Eltern und Kooperationspartnern aus verschiedensten beruflichen Sparten, die durch ihre Fragen und Anregungen dazu beigetragen haben, das Trauma-Thema in einen komplexen Zusammenhang zu stellen. Ich möchte alle Menschen, die dieses Buch lesen, herzlich dazu einladen, weitere Anregungen zu geben und auch Kritik zu üben. So kann der allgemeine Wissensstand im Sinne traumatisierter Kinder und Jugendlicher wachsen, und die Anregungen können im Sinne dieser schwer belasteten jungen Menschen in die zukünftige Arbeit und auch in weitere Publikationen eingehen.

# Kapitel 1: Psychische Traumatisierungen bei Kindern und Jugendlichen – fachliche Grundlagen, die Sie kennen sollten

## Das seelische Trauma – eine unerkannte Wirklichkeit

Was sind die Folgen einer psychischen Traumatisierung? Die meisten Menschen werden keine genaue Vorstellung davon haben – wie sollten sie auch: In die Seele kann man ja nicht einfach hineinschauen.

Manche meinen, die Beschäftigung mit einer Traumatisierung sei nur etwas für Psychologen. Eine solche Haltung ist jedoch falsch. Zwar ist die professionelle psychotherapeutische Behandlung natürlich den Spezialisten vorbehalten und keine Angelegenheit für Laien – so wie auch im medizinisch-körperlichen Bereich selbstverständlich niemand von einem Laien erwartet, dass er eine komplizierte Stoffwechselkrankheit erkennen und medikamentös behandeln kann. Aber über ein medizinisches Grundwissen sollte jeder Laie verfügen, und dieses wird nicht erst beim Erste-Hilfe-Kurs für die Führerscheinprüfung vermittelt, sondern bereits in den Schulen. Auch als Laien lernen wir, auf überlebenswichtige Funktionen – Atmung, Pulsschlag – zu achten, die Anzeichen einer Lebensbedrohung wie Bewusstlosigkeit, Atemstillstand zu bewerten und erste Maßnahmen zur Rettung einzuleiten: stabile Seitenlage, Mund-zu-Nase-Beatmung etc. Es geht schließlich um das Überleben des Verletzten, und wenn die lebensbedrohlichen Symptome nicht erkannt werden, könnte das fatale Folgen haben.

Ein gewisses Grundwissen über eine medizinische Notfallversorgung ist also eine Selbstverständlichkeit. Warum also wissen wir so wenig über den »psychischen Notfall« und dessen Erstversorgung? Vor allem für das traumatisierte Kind ist es von größter Bedeutung, etwas vom Funktionieren des eigenen »psychischen Apparates« zu verstehen, wenn der Kopf nach einer schweren seelischen Verletzung plötzlich »verrückt spielt«. Die eigenen *Symptome* richtig zuzuordnen, mit den Eltern darüber zu reden, das hilft dem Kind oft *sofort* und mildert das Leid. Die Eltern können durchs Erklären endlich wieder hilfreiche Eltern sein: Sie können so wieder handlungsfähig werden, nachdem die Traumatisierung ihnen diese Möglichkeit genommen hatte. Das Kind kann durch das Gespräch seine Einsamkeit, in die es mit den ganz *persönlichen* Folgen der Ereignisse eingeschlossen war, verlassen. Der Verstand, der erklärt, versteht, und die Fantasie sind wichtige Hilfsmittel zur Verarbeitung der Traumatisierung. Auch der richtige Umgang der Menschen im Umfeld mit den Seelenwunden des Kindes ist eine wirksame Medizin gegen die Folgen der Traumatisierung für das Kind.

Die Verletzungen eines seelisch traumatisierten Menschen – gerade eines Kindes – zu ignorieren ist in seinen Folgen genauso gravierend, wie wenn ein akut körperlich kranker Mensch, ein »medizinischer Notfall«, nicht oder nicht hinreichend behandelt wird. Die Nicht-Versorgung eines »psychischen Notfalls« ist fatal: für die Psyche selbst, für die soziale und emotionale Entwicklung und sogar für die körperliche Gesundheit. Wissenschaftliche Forschungen haben ergeben, dass psychische Traumatisierungen in frühen Lebensjahren möglicherweise auch zu *körperlichen* Erkrankungen wie Herz-Kreislauf-Krankheiten, Krebs etc. führen können (Felitti et al. 1998). Einiges wissen wir heute bereits sicher: Auch Depressionen, sogenannte dissoziative Störungen, manche Persönlichkeitsstörungen, Angst- und Panikstörungen sowie Suchterkrankungen stehen mit früheren traumatischen Erfahrungen in einem ursächlichen Zusammenhang. Nicht nur der Körper, sondern auch die Seele kann also schwere Verletzungen mit Folgeschäden davontragen.

Die meisten Menschen werden eine vage Vorstellung davon haben, welche Ereignisse traumatisierend sind: Wenn ein Kind z. B. erleben muss, wie die Mutter getötet wird oder wie der Vater bei einem Verkehrsunfall ums Leben kommt; wenn es selbst Opfer eines grausamen Verbrechens wird, z. B. in eine Geiselnahme gerät, bei der Menschen erschossen werden, oder Opfer eines sexuellen Missbrauchs wird: dann kann seine Seele zu »zerreißen« drohen. Und es ist klar, dass ein Kind auch seelisch verletzt wird, wenn es nur Zeuge eines grausamen Ereignisses wird. Menschen sind eben soziale Wesen; unsere Fähigkeit zur Einfühlung ist eine unserer wichtigsten sozialen Grundfähigkeiten, und so lässt uns das Mitgefühl »mit-leiden« – bis zu dem Punkt, dass ein Zeuge eines grausamen Ereignisses unter Umständen größeren psychischen Schaden nimmt als das Opfer selbst! Letzteres gilt gerade für Kinder, die aufgrund ihrer Abhängigkeit von den Eltern Leid, das diesen zugefügt wird, häufig dramatischer bewerten als die betroffenen Eltern selbst. Ein Beispiel:

*Ein Vater wird nach einem Konflikt um einen Parkplatz von einem aggressiven Mitbürger – einem großen blonden Mann – durch einen Schlag leicht verletzt. Es bleibt – neben dem Schrecken – ein blauer Fleck im Gesicht, der Vorfall hinterlässt beim Vater jedoch keine gravierenderen psychischen Folgen. Der 6-jährige Sohn Max entwickelt jedoch massive Angstsymptome, Schlafstörungen und zieht sich in der Folge immer mehr aus allen sozialen Bezügen zurück. Seine besorgten Eltern gehen mit Max zu einer Kinderpsychotherapeutin, die seine Symptomatik als eine Trauma-Folgestörung diagnostiziert.*

## Wann spricht man eigentlich von einer traumatischen Erfahrung?

Welche Aspekte bzw. Faktoren sind es eigentlich, die z. B. den gewalttätigen Übergriff auf den Vater für den kleinen Jungen zu einer traumatischen Situation machen? Um dies nachvollziehen zu können, muss man wissen, was ein Trauma überhaupt ist und welche Merkmale kennzeichnend für es sind.

Eine *traumatische Situation* bedeutet für ein Kind eine extreme, existenzielle Bedrohung. Dabei kann das Kind entweder sich selbst sowie seine körperliche und seelische Einheit oder andere Menschen als bedroht erleben. Entscheidend ist, dass das Kind das Gefühl hat, ohnmächtig zu sein und nichts tun zu können, um sich oder den anderen aus der extremen Not herauszuhelfen. Dies ist die eigentliche »Traumafalle«: Es gibt bei aller Bedrohung keinen Ausweg. Daraus entsteht ein Gefühl extremer bedrohlicher Hilflosigkeit. Das sich gerade erst entwickelnde Selbstbewusstsein bzw. Selbstvertrauen und das Vertrauen in die Welt (Urvertrauen) werden durch eine derartige Erfahrung nachhaltig erschüttert oder gehen verloren.

Auch scheinbar recht unbedeutende Ereignisse wie die Mama im Kaufhaus oder im Park längere Zeit aus den Augen zu verlieren oder eine Situation, in der das Kind längere Zeit Angst hat und keine Hilfe bekommt (wenn es sich z. B. im dunklen Keller ausgesperrt hat) oder auch eine Zahnbehandlung etc. können grundsätzlich vom Kind als traumatisch erlebt werden.

In Abbildung 1 wird versucht, die Zusammenhänge aufzuzeigen, die zu einer Traumatisierung beim Kind oder Jugendlichen führen können. Die oben aufgeführten verschiedenen Krankheiten, die möglicherweise Ausdruck einer anhaltenden Traumatisierung sind, wurden dabei unter dem Begriff chronische/komplexe Psychotrauma-Folgestörungen auf nebenstehender Seite zusammengefasst.

In Abbildung 1 wird zwischen Einflussfaktoren, die außerhalb des Kindes liegen, und der ganz persönlichen Wahrnehmung des Kindes und deren Folgen unterschieden. Tatsächlich ist hier die Schwierigkeit des Kindes angesprochen, eine Situation richtig einzuschätzen: Sein Alter wird entscheidend darauf Einfluss nehmen, ob ein Ereignis eine traumatische Erfahrung darstellt oder ob das Kind »mit einem blauen Auge davonkommt«, d. h. seine Psyche im Wesentlichen nicht geschädigt wird. Das folgende Beispiel verdeutlicht, was die Abbildung meint. In Klammern wird auf die 13 Punkte aus der Abbildung verwiesen, die somit durch das Fallbeispiel erläutert werden. Ich habe bewusst die Situation eines Kindes aufgeführt, das Zeuge einer Gewalttat wurde, weil die dramatische Situation auch bei ihm zu erheblichen Folgen geführt hat:

*Der 6-jährige Florian hat bezeugt, wie sein Freund Maximilian unvermittelt auf dem gemeinsamen Schulweg von drei älteren Kindern zunächst verbal bedroht wurde (2, 3). Dann, so berichtet er, hätten die Jugendlichen begonnen, ihn zu schubsen und auf ihn einzutreten, als er zu Boden gegangen sei. Zunächst habe Maximilian sich noch gewehrt, habe geschrien, später geweint, dann keinen Laut mehr von sich gegeben (4, 5, 6). Florian berichtete, dass er Angst um das Leben seines Freundes gehabt habe (1). Die Situation habe bei ihm totale Angst (8) und Hilflosigkeit (9) ausgelöst. Er hätte so gern etwas für den Freund getan, wusste aber nicht, was (10, 11). Er beschrieb, in der Situation »wie am Boden angeklebt« da gestanden zu haben. Er habe auch nicht weglaufen können, habe nichts mehr denken können (12, 13). Irgendwann hätten die Peiniger von seinem Freund abgelassen und hätten wohl selbst Angst gehabt, dass sie Maximilian ernsthaft verletzt haben könnten. Sie ließen den Jungen allein, rannten einfach weg. Erst einige Zeit später sei Florian wieder in der Lage gewesen, sich zu bewegen. Er sei dann zu seinem Freund gegangen und sei froh gewesen, dass er noch lebte. Erst nach einer weiteren längeren Zeit sei eine ältere Dame*

| **Einflussfaktoren, die Ereignisse zum Trauma machen** | **Die Folgen: die Wahrnehmung des Kindes und typische Reaktionen** |
|---|---|
| 1. Unausweichliche Lebensbedrohung für sich selbst oder eine nahestehende Person<br>2. Unvorhergesehene, plötzlich eintretende Bedrohung<br>3. Zwischenmenschliche Gewalterfahrungen<br>4. Lang anhaltendes Geschehen<br>5. Keine Hilfe von außen<br>6. Versagen des Schutzes durch Erwachsene, Eltern<br>7. Bedrohung durch einen nahestehenden Menschen | 8. Existenzielle (Lebens-)Angst<br>9. Hilfloses Ausgeliefertsein<br>10. Eine Bewältigung der Situation ist *aus Sicht des Kindes* nicht möglich.<br>11. Versagen von biologisch festgelegten Flucht- oder Kampfreaktionen<br>12. Akute Ohnmacht und Erstarrung<br>13. Akute Bewusstseinsabspaltung in der Situation |

**Kritische Phase, in der Unterstützung helfen kann, bleibt *ungenutzt*, oder die Hilfe ist *nicht wirksam*:**

**Schockreaktion oder realer Stress bleiben erhalten**

**I. Posttraumatische Belastungsstörung**
**II. Kindliche Formen von Psychotrauma-Folgestörungen**

**Andauernder oder oft wiederholter Extremstress**

**III. Chronische/komplexe Psychotrauma-Folgestörungen**

Abbildung 1: Die Entstehung von Trauma-Folgestörungen

*vorbeigekommen, die sich aber abgewandt habe (6). Florian habe sie nicht ansprechen können, Maximilian ebenso wenig. Der habe immer wieder schmerzerfüllt geweint. Erst der nächste Passant habe die Jungen angesprochen und Maximilian nach Hause begleitet. Ihn, Florian, habe er ohne weitere Kommentare nach Hause geschickt. In Folge konnten bei dem Jungen Anzeichen einer Posttraumatischen Belastungsstörung festgestellt werden (I). Heftige Schuldgefühle, dem Freund nicht geholfen haben zu können, kamen hinzu.*

Hätte Florian in der kritischen Phase – entweder in der Situation selbst oder kurz darauf – Hilfe erfahren, wären die Anzeichen einer Posttraumatischen Belastungsstörung möglicherweise nicht entstanden oder schneller wieder rückläufig gewesen.

## Was sind die Wirkungen einer psychischen Traumatisierung?

Die Faktoren, die eine Situation zu einer traumatischen Erfahrung machen können, haben wir gerade kennengelernt. Worin äußern sich nun die Wirkungen von traumatischem Stress? Welche Krankheitszeichen können sich entwickeln?

Eine Traumatisierung bedeutet immer eine extreme psychische und körperliche Belastung. Wenn Ihnen ein Kind oder Jugendlicher begegnet, das oder der gerade ein extrem belastendes Ereignis bezeugt hat, so sollten Sie einen groben Überblick über die Unterschiede der Trauma-Wirkungen haben. Der Laie weiß mittlerweile ja auch zu unterscheiden, was Zeichen für einen Herzinfarkt sind und wie er beim Notfallopfer den Puls fühlen kann, um die Herztätigkeit zu überprüfen.

In Bezug auf Traumata gibt es zum einen die Zeichen intensiver Belastung: z. B. niedergedrückte, ängstliche Stimmung und Besorgnis. Dann gibt es Zeichen einer Posttraumatischen Belastungsstörung (PTBS); diese brauchen unsere besondere Beachtung, weil die Erscheinungsformen einer PTBS das Kind oder den Jugendlichen in erheblichem Ausmaße innerlich zerstören können. Die meisten schwer belastenden Lebensereignisse sind in irgendeiner Form Verlusterlebnisse: Sie sind verbunden mit der Angst vor dem Verlust des eigenen Lebens, dem Tod eines Anderen, vor Trennung, Verrat, vor dem Verlust des Glaubens an die menschliche Beziehung als grundsätzlich tragfähig und »gut«.

Wenn der Mensch etwas verliert, ist es normal, dass er anfängt, um den Verlust zu *trauern*. Das kann die traumatisierte Seele nicht ohne weiteres. Man kann es dem Kind so erklären, dass das Herz wie »schockgefroren« ist, gefroren kann es nämlich nicht weinen. Weinen ist Ausdruck für eine erste »Lösung« – es befinden sich beispielsweise tatsächlich Stresshormone in der Tränenflüssigkeit, die mit dem Weinen gleichsam ins »Meer der Tränen« »wegfließen«. Damit dies möglich ist, müssen wir aber in der Lage sein, zu dem *Verlorenen hinzuschauen*. Den Verlust *akzeptieren* können, das ist die Aufgabe in der Zeit danach. Gerade für einen Menschen mit einer Psychotrauma-Folgestörung ist dies kaum möglich. Das Hinschauen bedeutet für einen traumatisierten Menschen mit einer Trauma-Folgestörung wiederum eine Schocksituation. Die Fachleute sprechen auch von »re-traumatisierenden« Erinnerungen. Welche Wege muss die Psyche gehen, um das Geschehene anschauen zu können, ohne an dem Gesehenen zu zerbrechen? Die möglichen Lösungswege werden weiter unten aufgezeigt.

Wenn das Kind an das Trauma erinnert wird und unter einer Psychotrauma-Folgestörung leidet, »verwechselt« der »psychische Apparat« mit seinen Wahrnehmungsorganen (Auge, Ohr, Nase usw.) quasi automatisch die Gegenwart mit der Vergangenheit. Das Gehirn gaukelt dem Bewusstsein dann vor, das Kind würde hier und jetzt wieder bedroht: wenn ein rotes Auto z. B. an den Unfall erinnert, bei dem damals auch ein rotes Auto beteiligt war.

Solche Hinweisreize nennt man auch *Trigger*. So entsteht unter Umständen für das Kind – scheinbar sinnlos – wieder traumatischer Stress. Mögliche Hinweisreize, die eine Alarmreaktion auslösen, sind:

1. Bilder,
2. Geräusche,
3. Gerüche,
4. körperliche Berührungen,
5. Jahreszeiten,
6. klimatische Verhältnisse,
7. Landschaften und Örtlichkeiten,
8. Menschen mit Ähnlichkeiten zum Täter,

9. Situationen mit anderen Menschen ohne sichtbare Anzeichen für Konflikte,
10. Gefühle der Überforderung, verbunden mit Ohnmachtsgefühlen aus der traumatischen Situation,
11. Konfliktsituationen in Beziehungen, die an traumatische Erfahrungen erinnern,
12. körperliche Krankheiten und Krankheitszeichen, die z. B. an Verletzungen im Körperbereich erinnern;
13. Trennungserfahrungen;
14. neue traumatische Erfahrungen nach früherer Traumatisierung können »alte« Narben wieder »aufreißen« lassen.

Warum es zu Alarmreaktionen durch Trigger kommt, wird weiter unten erläutert. Die Psyche der Menschen wird »schockgefroren«, und der Strom des Lebens ist abgebrochen im Angesicht eines traumatischen Ereignisses.

> Die »Traumagrenze« wird dann überschritten, wenn es nach einem belastenden Ereignis zu lange zu einem seelisch-körperlichen Schockzustand kommt, der die Trauer oder andere Weisen des Abreagierens im Verlauf der nächsten Zeit unmöglich macht. Der allgemeine körperliche und psychische Zustand des Kindes vor dem Ereignis hat einen Einfluss darauf, wie heftig das Kind (oder der bzw. die Jugendliche) auf die Situation reagiert und wie verletzbar es (bzw. er oder sie) ist.
>
> Die Welt *bleibt* bei einer Traumatisierung in Teilen des Gefühls der betroffenen Menschen *still stehen.* Der Dauer-Schockzustand findet seinen Niederschlag dann in der Ausbildung einer Psychotrauma-Folgestörung.
>
> In der Regel beginnt nach der Traumatisierung (unbewusst) eine neue Zeitrechnung: Traumatisierte Menschen beschreiben immer wieder, dass sie ihr Leben (dauerhaft) in ein Leben *vor* und *nach* dem Trauma aufteilen.

Es wurde schon gezeigt, dass es von dem persönlichen Erleben des Menschen abhängt, wie eine Situation verarbeitet wird: Der Vater aus unserem »Parkplatz«-Beispiel bleibt weitgehend unbeschadet, sein Sohn wird traumatisiert. Wenn das Gehirn über die Sinnesorgane

Informationen aufnimmt, die den geschilderten Kriterien einer traumatischen Situation entsprechen, dann schaltet sich, vereinfacht ausgedrückt, quasi ein Notfallprogramm im Gehirn ein. Sind normalerweise das »Verstandesgehirn«, seine berühmten »grauen Zellen« und das »Gefühlsgehirn« für unser Handeln primär verantwortlich, so ist nun unser stammesgeschichtlich ältestes Gehirn, das Stammhirn, in der »Führungsposition«. Dabei werden die typischen Reaktionen auf traumatischen Stress dem Bewusstsein zunächst nicht alle zugänglich sein. Hormonausschüttungen und weitere biologische Mechanismen werden den gesamten Organismus auf »Kampf und Flucht« einstellen und unter einem erschöpfenden Dauerstress halten, wenn alles Bemühen um »Flucht oder siegreichen Kampf« keinen Erfolg gezeigt hat. Was sind nun die Anzeichen dafür, dass das »Notfallprogramm« in Betrieb ist und sich der Organismus im Schockzustand befindet?

**Was sind äußerlich sichtbare Schockzeichen beim Kind?**

- Das Kind hat sichtlich unaussprechliche Angst.
- Das Kind reagiert nicht auf Ansprache.
- Das Kind wirkt wie »erstarrt« sowie ausdruckslos und abwesend.
- Das Kind wird ohnmächtig.
- Das Kind sitzt zusammengekauert da.
- Das Kind zittert.
- Das Kind wimmert ausdruckslos.
- Das Kind macht stereotype, sich wiederholende Bewegungen oder Äußerungen, die nicht in die aktuelle Situation passen, z. B. Haare-Raufen.
- Das Kind verschließt sich jeder Annäherung oder wehrt diese angstvoll ab.
- Die Augen können ängstlich und verloren ins Leere starren.
- Das Kind ist blass, hat kalte Gliedmaßen.
- Das Kind hat eingenässt oder eingekotet.
- Das Kind übergibt sich.
- Der Pulsschlag des Kindes ist extrem schnell.
- Säuglinge schreien und lassen sich kaum beruhigen, oder sie erstarren.

Die genannten Anzeichen müssen nicht alle auftreten. Sie sind die *äußeren Merkmale*, die auf einen Traumaschock hinweisen können. Daneben wird das Kind möglicherweise später berichten können, dass sich Reaktionen auch in seinem *Inneren* akut und längerfristig ergeben haben. Diese sind ebenso Ausdruck der veränderten Funktion primitiver Gehirnstrukturen im Stamm- und Mittelhirn, die im Abschnitt »Zu den veränderten Hirn- und Körperfunktionen nach Extrembelastungen« beschrieben werden. Für diese Anzeichen müssen Sie mit dem Kind in der Regel erst eine Sprache finden, und Sie müssen selbst danach fragen. (Diese Thematik wird im 3. Kapitel besprochen.)

Wenn das Kind mit Ihnen über seelische und körperliche Anzeichen der schweren Verletzung ins Gespräch kommen darf, entstehen Chancen, dass Selbstheilungsmechanismen wirksam werden; diese Mechanismen werden anhand der interessanten aktuellen Forschung im Abschnitt »Zu den veränderten Hirn- und Körperfunktionen nach Extrembelastungen« näher erläutert. Die geschilderten Reaktionsmechanismen sind nicht ohne weiteres bewusst zu beeinflussen – gerade wenn sie sich, unbehandelt oder ohne (Erst-)Versorgung, schon »eingeschliffen« haben. Oft sind es dann erst therapeutische Maßnahmen, durch die Veränderungen dieser Regelkreisläufe möglich werden. Reizbarkeit, Schlafstörungen, Bilderstürme von den Ereignissen sind einige Reaktionen, die ein Kind oder Jugendlicher nach einer extrem bedrohlich wahrgenommen Situation entwickeln kann.

Im Abschnitt »›Dauerstress, Horrorfilme, Black-outs‹ – die Posttraumatische Belastungsstörung (PTBS) und für Kinder nach der Katastrophe typische Krankheitszeichen« werden die verschiedenen Anzeichen für die seelische Schwerverletzung beschrieben, die im späteren Verlauf – nach den ersten Stunden und Tagen nach der Katastrophe – auftreten können. Dabei geht es primär um die schwersten Auswirkungen einer Traumatisierung, die zu psychischen und auch »sichtbaren« biologischen Veränderungen im Gehirn führen, welche mittlerweile z. T. über sogenannte funktionelle bildgebende Verfahren der Medizin dargestellt werden können.[1]

Nicht jedes traumatisierte Kind reagiert mit dieser schwersten Reaktionsform, einige entwickeln nach Extrembelastungen leichtere Symptome oder nur Teile davon. Sie ziehen sich z. B. zurück, sind aggressiv oder haben Schlafstörungen. Es muss sich gleichsam ein »Schalter« im

Gehirn umlegen, damit die Kaskade von Symptomen ausgelöst wird, die als Posttraumatische Belastungsstörung (PTBS) beschrieben wird. Diese Störung kann bei etwa zwei Dritteln der Erwachsenen nachgewiesen werden, die eine traumatische Situation erlebt haben. Die Erfahrung legt nahe, dass Kinder akut weit häufiger mit Symptomen einer PTBS reagieren. Ein Drittel der erwachsenen Patienten verliert die Symptome innerhalb der ersten Wochen nach dem Trauma spontan, ein weiteres Drittel entwickelt unbehandelt chronische Symptome, und das letzte Drittel zeigt überhaupt keine Symptome im Sinne einer Psychotrauma-Folgestörung. Für Kinder fehlen uns diese Zahlen in der Forschung bislang. Statistisch gilt, dass etwa 10 % aller Menschen im Laufe ihres Lebens einmal eine Posttraumatische Belastungsstörung erleiden.

## Symptome und ihren Sinn verstehen, Faktoren, die zu einer Psychotrauma-Folgestörung beitragen können

(Psychische) Krankheitszeichen können in gewissem Maße »Sinn machen«. Deswegen soll es zuerst um dieses Thema gehen, bevor die Anzeichen für eine Posttraumatische Belastungsstörung dargestellt werden.

Zunächst: Eine Traumatisierung bedeutet für viele Menschen, den Sinn im Leben nicht mehr sehen zu können. Einen *Sinn* zu erkennen kann für die Eltern, die Menschen in der Umgebung und vor allem das Kind auch bedeuten, den »Lebensfaden« wieder aufzunehmen, der durch das Trauma verlorengegangen ist. Hierfür kann es wichtig sein, wenigstens die akuten Reaktionen des Organismus auf die Ereignisse zu verstehen. Das Kind tritt so wieder in Verbindung mit sich selbst und den Menschen im Umfeld. Wir erklären dem Kind oder Jugendlichen daher unser Verständnis von inneren Prozessen nach dem Trauma. Haben wir dem Kind oder Jugendlichen den Sinn der Symptome erklärt, können wir ihm die Möglichkeit eröffnen, etwas zu tun, um diese zu überwinden. Es entsteht so ein Gefühl der *Kontrolle* über innere und äußere Vorgänge. *Kontrolle* ist für den traumatisierten Menschen eine weitere gute Medizin, denn die traumatische Situation ist durch *ohnmächtiges* Ausgeliefertsein gekennzeichnet. Kontrolle heißt

*Macht* haben über das Selbst und die Umgebung. Das folgende Fallbeispiel soll deutlich machen, welche heilsame Bedeutung das Wissen um sich selbst und die mit einem Menschen in der Umgebung geteilte Erfahrung haben kann.

*Die 15-jährige Carla wurde vor drei Jahren durch einen Unbekannten sexuell missbraucht. Sie wird in der Trauma-Ambulanz vorgestellt, nachdem es zum wiederholten Male zu Selbstmordversuchen und jetzt zu einem ernsten Suizidversuch gekommen ist. Es hilft der Patientin sofort, als der behandelnde Therapeut nach dem ersten Gespräch die Diagnose einer schweren Posttraumatischen Belastungsstörung stellt. Carla fühlt sich zum ersten Mal mit dem Leid, welches vor allem durch intensive Flashbacks (s. u.) ausgelöst wird (die auch zu den Suizidversuchen geführt hatten), verstanden. Auch die Eltern sind erleichtert und können ihre Tochter endlich seit längerer Zeit wieder verstehen. Die Situation, endlich einmal zu verstehen und bei der Bewältigung der Störungszeichen eine Aussicht auf Hilfe zu haben, führt bei allen Beteiligten zu einem Aufatmen. Es kommt bereits nach der ersten Therapiestunde zu einer spontanen Besserung der gesamten Symptomatik. Es handelt sich nicht um eine »Wunderheilung«, sondern Carla fühlt sich mit ihrem Leid zum ersten Mal verstanden und ernst genommen.*

Allein das Wissen, dass sie normale Krankheitszeichen auf eine traumatische Situation entwickelt hatte, und die Information, dass diese Symptome überwunden werden können, waren für Carla bereits eine große Hilfe. Wenn Eltern oder andere Menschen ihr diese Informationen gleich nach der Tat vermittelt hätten, wäre es nicht zu der Ausprägung einer derart belastenden und bedrohlichen Symptomatik gekommen.

Auch uns Traumatherapeuten hilft es, zu verstehen, zu forschen, *Hintergründe,* einen *Grund* für unser berufliches Handeln zu finden. Solange es die Menschheit gibt, forschen die Menschen nach Gründen, auch um Belastungen der Lebens zu ertragen. Die Philosophie gründet ihre ganze Existenz auf diesen Hunger des Menschen: Warum sind wir die, die wir sind?

Krankheitszeichen haben aber auch direkt einen Sinn: Das Fieber tötet ab einer bestimmten Temperatur Bakterien ab. Die Schmerzen einer vereiterten Wunde haben den Sinn, dass wir uns um Hilfsmaßnahmen, um eine Behandlung, kümmern. Tun wir dies nicht, so entwickelt sich aus einer kleinen Vereiterung am Bein unter Umständen eine lebensbedrohliche Blutvergiftung. Die Auffassung in unserer westlichen Medizin ist gelegentlich vorschnell die, dass Krankheitssymptome als etwas Feindliches angesehen werden, das es zu bekämpfen gilt. Dabei weisen sie uns darauf hin, dass etwas nicht stimmt. Zudem sollten wir die Selbstheilungskräfte zunächst einmal als solche erkennen und dann für den Heilungsprozess nutzen – da, wo es geht und sinnvoll erscheint.

Es gibt verschiedene Faktoren, die bei der Entwicklung einer Trauma-Folgestörung von Bedeutung sind: etwa eine körperliche »Neigung« zur Ausbildung bestimmter Symptome, vererbte oder erworbene Schwachstellen also. Auch in der übrigen Natur gilt: Bei einer bestimmten Last bricht ein Ast. Er wird aber gerade dort brechen, wo er besonders dünn gewachsen ist oder wo zuvor bereits ein Riss war. Auf uns Menschen bezogen: Haben wir gerade beruflichen Stress im Übermaß, so werden wir uns die Herbstgrippe eher »einfangen«, als wenn wir gerade entspannt im Urlaub das Meer genießen.

Dieses Beispiel kann auf die Psyche übertragen werden: Die Forschung hat ergeben, dass stärker in sich gekehrte, introvertierte Menschen auf extremen Stress eher mit einer Trauma-Folgestörung reagieren. Auch werden Kinder, die durch andere schwierige Umstände aktuell in hohem Maße gefordert sind oder bei denen »Meilensteine« der Entwicklung anstehen – wenn sie z. B. die Schulreife erreichen und gerade eingeschult werden –, möglicherweise eher mit einer Trauma-Folgestörung auf ein bestimmtes Ereignis reagieren: Sie sind gerade vermehrt belastet und weniger widerstandsfähig.

Auch Umstände, die nichts mit der Entwicklung des Kindes selbst zu tun haben, sind zu berücksichtigen, z. B. wenn gerade die geliebte Oma ins Krankenhaus gekommen ist, der Hund gestorben ist oder die Familie umgezogen ist. Zudem kann ein Kind schon vor extremem Stress, der zu einer Trauma-Folgestörung führt, Verhaltensauffälligkeiten zeigen. Es leidet vielleicht unter psychischen oder körperlichen Krankheiten oder die gesamten Lebensumstände des Kindes und seiner Familie sind möglicherweise vielfach schwer belastet.

Besonders bedrückend kann es für das Kind sein, wenn ein Elternteil Ähnliches erlebt hat und dessen eigene seelischen Wunden nicht ausreichend verheilt sind. Prüfen Sie sich also beim Umgang mit dem/Ihrem Kind, ob seine Verletzung nicht auch an alte Verletzungen von

Ihnen selbst rührt. Die Erinnerung an eigene Verletzungen kann den Erwachsenen neuerlich überwältigen und dazu führen, dass er für das Kind nicht ausreichend da ist oder gar auf das Kind einen schädlichen Einfluss hat: z. B. wenn die Mutter früher einmal – wie jetzt die Tochter – von einem Unbekannten sexuell missbraucht wurde und die Mutter selbst unter einer unbehandelten Störung leidet, die jetzt heftig wieder hervorbricht (wie eine nicht kurierte Tuberkulose, die bei Belastung wieder aufbricht). In diesen Fällen brauchen das Kind und Sie selbst/die Eltern eine professionelle Beratung oder sogar Traumatherapie.

In der folgenden Darstellung werden belastende und schützende Faktoren zusammengefasst, die die Ausbildung einer Psychotrauma-Folgestörung beeinflussen können.

**Durch diese Faktoren wird die Ausbildung einer Trauma-Folgestörung wahrscheinlicher:**

- Phasen des Selbständigwerdens, wenn Neues verarbeitet werden muss (Laufenlernen, Einführung in den Kindergarten, Einschulung, Schulwechsel, Ausbildung, erste Partnerschaft, Auszug aus dem Elternhaus);
- psychische und körperliche Entwicklungsstufen werden gerade überwunden (Krabbelalter, Trotzphase, Pubertät etc.);
- ein nach innen gekehrter Charakter, mangelndes Selbstbewusstsein;
- niedrige Intelligenz des Kindes;
- (aktuelle) Trennungsereignisse (Umzug, Verlust einer guten Freundschaft, Auszug eines älteren Geschwisters, Trennung der Eltern);
- eigene zuvor bestehende psychische oder körperliche Krankheit;
- psychische oder körperliche Krankheit der Eltern/Geschwister;
- erhebliche Konflikte innerhalb der Familie (zwischen Kind – Bruder/Schwester, Eltern – Kind, Vater – Mutter etc.);
- eigene unbewältigte Traumageschichte der Eltern (kann helfen, wenn der betreffende Elternteil das Trauma gut verarbeitet hat);
- aktuelle Todesfälle (Elternteil, Geschwister, Großeltern, geliebtes Haustier, nahestehende Menschen, Kinder);
- Belastung der Familie durch Arbeitslosigkeit, Armut, räumliche Enge, räumliche Trennung durch Arbeit;
- Zusammentreffen mehrerer Belastungsfaktoren.

**Einige Einflussfaktoren, die vor einer Trauma-Folgestörung schützen können:**

- gute Beziehungen (zu Eltern, Geschwistern, Lehrern, Erziehern und Gleichaltrigen);
- tragende familiäre Beziehungen;
- hohe Intelligenz des Kindes;
- ein nach außen gekehrter Charakter, Selbstbewusstsein;
- Erfolgserlebnisse in Schule, Ausbildung, Freizeit etc.;
- hohes Maß an Kreativität, Freude beim Erlernen und Praktizieren von Kulturwerkzeugen;
- fördernde außerfamiliäre soziale Umwelt;
- gute materielle Ausstattung der Familie;
- bisher glückliche Eltern und Geschwister;
- emotional kompetente Eltern, Bezugspersonen z. B. im schulischen Umfeld;
- reichhaltiges Repertoire an Bewältigungsstrategien bei Kind und Bezugspersonen;
- Zusammentreffen schützender Faktoren.

Wir können die Welt von Kindern oft nicht so gut verstehen, wie es im Zusammenhang einer potenziellen Traumatisierung nötig ist. Auch wenn wir alle einmal Kinder waren, so ist uns doch der Blick zurück in diese Welt oftmals verschlossen.

Menschen, die eigene oder fremde Kinder bewusst wahrnehmen, werden die Welt der Kinder eher nachempfinden können, ist sie doch immer auch ein Teil unserer eigenen Menschwerdung. Unsere Gesellschaft ist zwar hochzivilisiert, schaut aber oft nicht nach denen, die wir selbst einmal waren: nach den Kindern; und sie vernachlässigt das »Kind ins uns selbst«. Das macht die Welt allzu oft kalt.

Das Wissen um die Befindlichkeiten und Bedürfnisse der Kinder ist uns eigentlich bekannt, wir müssten nur öfter einmal versuchen, uns »klein zu machen«, die Welt aus einem Meter Höhe zu betrachten, wir müssten an uns selbst als Kinder denken, in uns hineinhorchen – dann würde uns vieles klarer werden, und wir würden auch mehr Rücksicht auf die Kleinen nehmen.

Man muss plötzlich auftretende »sinnvolle« Zeichen einer Extrembelastung als Schutzmechanismen des Körpers von längerfristigen Reaktionen mit deutlichem Krankheitswert unterscheiden. Letztere liegen vor, wenn Symptome einer Posttraumatischen Belastungsstörung länger als etwa einen Monat nach den Ereignissen fortbestehen. Die Posttraumatische Belastungsstörung ist mit bestimmten Vorgängen im Gehirn bzw. Reaktionen des Gehirns auf die Stresssituation verbunden; um diese Vorgänge zu wissen, hilft beim Verstehen des »inneren Wirbelsturms«, wie ein Kind einmal die Symptome nannte:

Das Gehirn funktioniert nach bestimmten »Gesetzen«. Es ist die »Schaltzentrale« unseres Fühlens, Denkens und Handelns; ist es »auf Trauma programmiert«, so hat dies damit zu tun, dass das Stammhirn alle anderen Gehirnareale beherrscht. Wir können diese Zusammenhänge stammesgeschichtlich zu verstehen versuchen.

Die Grundlage ist, dass es zunächst schlicht um eine Überlebensstrategie in einer bedrohlichen Natur ging, in der der Mensch einmal vor der Wahl stand, vom Bären gefressen zu werden oder zu überleben. Registrierte das Gehirn ein Übermaß an ohnmächtiger Angst, dann galt im Urwald das Prinzip, alles für das Überleben zu tun. Dabei haben sich stammesgeschichtlich in Krisensituationen vor allem die sogenannten primitiven Gehirnstrukturen bewährt, die auch beim Menschen in der heutigen westlichen Zivilisation immer noch wichtige Steuerungsfunktionen des Organismus übernehmen. Was sich über Jahrtausende stammesgeschichtlich bewährt hat, soll auch heute dem Individuum in bedrohlicher Lage helfen – da geht das Gehirn, mit den Erfahrungen von Jahrtausenden ausgestattet, »kein Risiko« ein. Zunächst funktionieren Korrektur- und Reparaturarbeiten der »alten« Schaltzentrale. Später können die viel zu langsam reagierenden jüngeren – denkenden und fühlenden – Hirnareale immer noch fehlerhafte »akute Reparaturen« ausbessern.

Das »Primitivgehirn« übernimmt also das Kommando, menschentypische, »intelligente« Gehirnareale »verstummen« im Angesicht des Traumas oder ordnen ihre Funktionen dem alten »Krisen-Manager« im Gehirnzentrum unter.

In der Lehre von den psychischen Krankheiten sprechen wir bei bestimmten psychischen Reaktionen von »Regression«, vom Rückfall auf frühere Entwicklungsstadien: Kinder, die aktuell belastet sind – wenn beispielsweise ein Geschwisterkind geboren wird und sie mit dieser »Konkurrenz« nicht zurechtkommen –, nässen wieder ein, obwohl sie längst zur Sauberkeit erzogen waren, lutschen wieder am Daumen oder haben wieder Angst, sich von der Mutter zu trennen. Das Kind zieht sich wie ein Kriegsherr in Bedrängnis auf »sichere Felder« zurück. Es holt sich so ein Stück Sicherheit früherer Zeiten zurück, wenn seine »Alleinherrschaft« bei den Eltern durch das Geschwisterkind gefährdet erscheint. Indem es selbst wieder »kleiner wird«, hofft es, bei den Eltern wieder intensive Bemutterungsinstinkte wachzurufen. Nicht selten haben die Erstgeborenen dann Fantasien wie: »Klein-Anna kann ja mit dem Zug zur Oma fahren, ich bleib dann allein bei Mami und Papi.«

In ähnlicher Weise »regrediert« das Gehirn: Das Stammhirn verbindet uns bezogen auf die Evolution mit Schlangen und Kröten, von denen wir letztlich abstammen dürften, sowie mit ihren Überlebensstrategien, weshalb man diese Gehirnregion mitunter auch als »Reptiliengehirn« bezeichnet.

Wie sich eine Traumatisierung im *Gehirn* genau auswirkt, welche Veränderungen sich abzeichnen und wie die Auswirkungen auf das (soziale) Leben des Kindes aussehen, das wird später genauer erläutert, wo auch die beeindruckenden Ergebnisse der Hirnforschung zum Trauma-Thema etwas genauer beleuchtet werden. Im Folgenden werden die Symptome beschrieben, die nicht nur Kinder und Jugendliche, sondern in den meisten Punkten auch die Erwachsenen entwickeln können, wenn extremer Stress den psychischen Apparat überfordert hat.

## »Dauerstress, Horrorfilme, Black-outs« – die Posttraumatische Belastungsstörung (PTBS) und für Kinder nach der Katastrophe typische Krankheitszeichen

Man muss zwischen den geschilderten akuten Symptomen eines Schocks und längerfristigen Symptomen einer seelischen Schwerverletzung unterscheiden. Zunächst einmal erfolgt bei einer akuten Bedrohung eine sinnvolle seelisch-körperliche Alarmreaktion, die dann zu einer Psychotrauma-Folgestörung führen kann, wenn es nicht zu einer Auflösung der Bedrohung kommt und die Reaktionsmechanismen eine chronische Überforderung des Organismus – der Psyche und des Körpers – bewirken.

Im Prinzip entspricht einer Lösung der existenziell bedrohlichen Situation eine erfolgreiche Flucht oder ein »siegreicher Kampf«. Die Ausschüttung von Stresshormonen in die Blutbahn steigert die Kampf- und Fluchtbereitschaft. Wenn sich Kinder vor Angst in die Hose machen, »erleichtern« sie sich – parallel dem Vogel, der, wenn er akut durch eine Katze bedroht wird, bevor er wegfliegt noch einmal Kot abwirft und so leichter und schneller wird: eine Reaktion, die im Dienste einer optimalen Kampf- oder Fluchtbereitschaft steht. Verdauungsprozesse werden minimiert, die Herzleistung akut gesteigert, alle Sinne sind im Dienste der Gefahrenabwehr geschärft. Die Muskulatur ist optimal einsatzbereit. Jahrmillionen alte Biomechanismen dienen nur einem Ziel: der Lebenserhaltung des bedrohten Wesens. Das Gehirn aktiviert also ein »Notfallprogramm«.

Erst die verzweifelte Lage, in der ein *Handeln* im Angesicht der Katastrophe unmöglich geworden ist, zeigt dem Stammhirn an »zuzumachen«. Letzte Schutzreflexe sind dann z. B. eine Art Einfrieren aller Gefühls- und Denkprozesse, was auch mit körperlichen Erscheinungen einhergeht: Manche Menschen berichten über die Unfähigkeit, sich noch zu bewegen, sie seien »wie erstarrt« gewesen; die Hormondrüsen schütten dann chemische Substanzen aus, die wie Schmerzmittel wirken. »Freezing« nennen Fachleute den Zustand des Erstarrens.

Gerade hier ist es wichtig, dem betroffenen Kind Hilfe anzubieten. Der Körper hat für diese Zustände seine eigene Sprache, die wir beachten müssen, wenn wir dem Kind in der Not helfen wollen. Diese Körpersprache wird unbewusst in unserem Alltag immer wieder eingesetzt, wir müssen sie nur bewusstmachen und so einen Zugang zum leidgeplagten Körper herstellen. Da braucht das Kind dringend unsere Hilfe. In der Körpersprache zeigen sich archaische Empfindungen und Regungen. Es wird später darum gehen, wie Sie dieses Wissen unserer »weisen Sprache« für sich selbst und das Kind nutzen können.

Besondere Aufmerksamkeit brauchen vor allem die Kinder, die (noch) nicht über die Sprachfertigkeiten verfügen, um die Wortsprache zum »Selbst-Verständnis« als gute Medizin nutzen zu können.

Im Folgenden werden die typischen Anzeichen aufgezeigt, die Körper und Seele entwickeln, wenn die Anspannung und Erstarrung, die in der traumatischen Situation entstanden sind, nicht aufgelöst werden konnten. Später wird gezeigt, wie eine »Lösung« auf beiden Ebenen, der Ebene des Körpers und der Psyche, gelingen kann und wie Sie dem Kind beim Lösungsprozess helfen können.

Die ersten drei der folgenden Symptomgruppen ergeben zusammen die sogenannte Posttraumatische Belastungsstörung:

**Folgende *vier Symptomgruppen* sind als typische Antwort auf eine Traumatisierung zu erwarten:**

1. Zeichen der Übererregung;
2. wiederkehrende überwältigende Erinnerungen wie Bilderstürme: Intrusionen;
3. Vermeidungsverhalten und veränderte Bewusstseinszustände;
4. kindliche Anzeichen einer Trauma-Folgestörung.

## Zeichen der Übererregung

Zur Erklärung der Krankheitszeichen eignet sich ein Vergleich: Im Sinne der Arterhaltung befindet sich ein »traumatisiertes« Tier – wie auch der Mensch – in einem dauerhaften Übererregungszustand; es ist quasi ständig »auf dem Sprung«, um die Gefahr gegebenenfalls umgehend abwehren und rechtzeitig fliehen zu können. Diese »automatisierte« Reaktionsweise wird durch die beschriebenen primitiven, stammesgeschichtlich alten Gehirnstrukturen vermittelt.

Auf den Menschen bezogen, hat ein schwerverletztes Kind folgende Symptome: allgemeine Unruhe, es ist motorisch hyperaktiv, zeigt Einschlaf- und Durchschlafstörungen, Konzentrationsstörungen, Reizbarkeit, Stimmungsschwankungen, aggressive Impulsdurchbrüche, bis hin zu Gewalttätigkeit. Die Kinder leiden unter diesen Symptomen, denn sie haben Einfluss auf das Beziehungsleben. Die Kinder fallen in der Schule auf, die Konzentrationsstörungen führen zu Einbußen schulischer Leistungen. Aggressives, unberechenbares Verhalten »nervt« die Familie, die Mitschüler und Lehrer oder Erzieher – das Kind oder der Jugendliche zieht sich beschämt zurück und wird sozial ausgegrenzt, was zusätzlichen Stress verursacht und die Situation wiederum verschärft.

## Überwältigende Erinnerungen (Intrusionen)

Menschen mit einer PTBS entwickeln den Bildfolgen eines Horrorfilms gleichende Nachhallerinnerungen des traumatischen Geschehens, die *Flashbacks* genannt werden und nicht mit einfachen Erinnerungen verwechselt werden dürfen, weil sie in der Regel als extrem belastend – also aufs Neue traumatisierend – wahrgenommen werden. Und das, obwohl die traumatische Situation längst vorbei ist. Solche Bilder können noch Jahrzehnte nach einem Ereignis (wieder) auftreten und lassen sich nur schwer »abschalten«. Diese Erinnerungen können sinnvoll als ein Arterhaltungsmechanismus, als eine Art »Warnhinweis« verstanden werden, sich vor einer Wiederholung der lebensbedrohlichen Situation in Zukunft zu schützen.

Flashbacks, die von Jugendlichen oft beschrieben werden, sind oft mit extremen Panik- oder Trostlosigkeitsgefühlen, mit Herzrasen sowie Schweißausbrüchen verbunden. Nicht selten führen sie zu Krisen mit Selbstmordversuchen, weil der Leidensdruck, der durch diese Erinnerungen ausgelöst wird, so groß ist. Die Wiederholung der nicht integrierten traumatischen Erfahrung im Flashback wird deswegen, wie oben angedeutet, auch als »Re-Traumatisierung« bezeichnet.

Diese Flashbacks werden durch die oben geschilderten Trigger, Hinweisreize, ausgelöst. Der kleine Max, dessen Vater von einem blonden, großen Mitbürger geschlagen wurde, entwickelt möglicherweise jedes Mal beim Anblick eines blonden, großen Mannes einen Flashback. Solche Nachhallerinnerungen können durch verschiedene Trigger ausgelöst werden, die nicht immer bewusst wahrgenommen werden müssen, und es können alle Sinne – wie visuelle Wahrnehmung, Gehör, Geschmackssinn, Tastempfinden, Geruchssinn – von Flashbacks betroffen sein.

Das traumatisierte Gehirn funktioniert oftmals mit einer veränderten Erinnerungsfunktion: Sinneswahrnehmungen werden getrennt, »fraktioniert«, in »unterschiedlichen Schubladen« abgespeichert und dem Bewusstsein nicht selten in dieser fraktionierten Funktion »angeboten«: Eine Jugendliche, die in der frühen Kindheit durch sexuelle Gewalterfahrung traumatisiert wurde, hat z. B. wiederkehrende Unterleibsschmerzen, verknüpft mit Panikgefühlen, ohne sich an den Missbrauch mit bewussten Bildern erinnern zu können. Im Verlaufe einer Therapie werden diese »versteckten« Gedächtnisinhalte dann unter

Umständen freigesetzt, und zwar häufig dann, wenn dies durch die Unterstützung der Therapie erstmals von der Psyche zugelassen werden kann, wenn sich der psychische Apparat einen Blick auf die Ereignisse »leisten« kann, weil er gefestigt genug ist für eine Integration der traumatischen Erfahrungen.

Die Intrusionen, die sich oft konkret, gelegentlich auch als Alpträume mit symbolhaft verschlüsselten Inhalten darstellen, haben noch einen weiteren Sinn: Ähnlich wie der körperliche Schmerz insofern »Signalwirkung« hat, als er die Inanspruchnahme von Hilfsmaßnahmen auslöst, bewirkt auch der psychische Schmerz, dass sich das Individuum der Verletzung zuwendet und nach Heilung sucht.

Bei Kindern und Jugendlichen kommt es nicht selten vor, dass sie ihre Erfahrungen im Austausch mit anderen Kindern wiederholen, wieder »inszenieren«, dass sie – wie ein Theaterregisseur auf der Bühne ein Drama inszeniert – das Traumathema wieder auf die »Bühne des Lebens« bringen. Hierzu ein Fallbeispiel:

*Die 16-jährige Manuela wurde durch einen Onkel bis vor vier Jahren wiederholt sexuell missbraucht. Die Eltern berichteten, dass sich die Jugendliche in den letzten Jahren wiederholt in ungeschützte Situationen begeben und durch ihr Äußeres und ihr Reden provokativ Männer »angemacht« habe. Sie treffe sich mit deutlich älteren, immer wieder anderen Jugendlichen einer gewaltbereiten Szene. Mehrfach sei sie sexuell belästigt worden, habe sich aber dennoch nicht von der Gruppe entfernt. Sie wandte sich schließlich vertrauensvoll an ihre Lehrerin, nachdem sie von mehreren Jugendlichen dieser Gruppe sexuell missbraucht worden war. Dort erzählte sie unter Tränen auch erstmals jemandem von dem Missbrauch durch den Onkel.*

Manuela war ein Zusammenhang zwischen ihrem provokativen Verhalten, dem »Suchen« nach gefahrenvollen Situationen und ihrem früheren Missbrauchserleben nicht bewusst. Auch konnte sie den Missbrauch erst später in einer Therapie damit in Verbindung bringen, dass sie sich heimlich in Anspannungssituation gelegentlich selbst mit einer Rasierklinge oberflächlich »ritzte« (sogenanntes *selbstverletzendes Verhalten*).

Die Warnfunktion der Flashbacks ist bei solchen »Reinszenierungen« bereits verlorengegangen, und das Mädchen ist mit einer *Opferrolle* fest identifiziert. Manuela konnte berichten, dass sie zur Zeit des

Missbrauchs durch den Onkel immer wieder unter typischen Flashbacks und Alpträumen gelitten hatte. Dann erfolgte das beschriebene gefahrvolle Verhalten, das weder die Eltern, Freunde noch die Lehrer verstehen konnten. Die Flashbacks wurden weniger, waren aber bei der neuerlichen Traumatisierung wieder aufgetreten: bezüglich des neuen Missbrauchs *einschließlich* des damaligen.

Das Trauma in der aktuellen Lebenswelt neu zu inszenieren entspricht im Grunde wiederum einer psychischen Notlösung: Der Hilferufcharakter bleibt in Teilen erhalten, auch das Umfeld wird jetzt für die Jugendliche aktiv. Missbrauchsopfer werden vom Täter meist auch bedroht und während des Verbrechens durch verbale Äußerungen erniedrigt. Wenn die Jugendliche sich nun – solchen verbalen Erniedrigungen entsprechend – damit identifiziert, dass sie »schlecht« ist, »es nicht anders verdient« hat, dann eröffnet diese Opferrolle ein *Schlupfloch aus der Ohnmachtsfalle* des Traumas: »Wenn ich nur ein gutes Mädchen wäre, dann wäre alles unter Kontrolle, und ich hätte nicht so schlechte Behandlung verdient.« So entsteht dann in vielen Gewaltopfern ein verzerrtes Bild von sich selbst. (Es gibt noch eine Reihe anderer Aspekte, die solche Handlungswiederholungen erklären können, die aber den Rahmen dieses Buches sprengen und vor allem für Fachkollegen wichtig sind.)

Kleinere Kinder wiederholen traumatische Situationen oft symbolisch mit ihren Spielsachen. Auch hierfür wieder ein Fallbeispiel zum Thema sexueller Missbrauch:

> *Die 4-jährige Franziska wurde während ihres Urlaubs mit der Familie einmalig durch einen Unbekannten sexuell missbraucht. Im Kindergarten fiel den Erzieherinnen und Erziehern in den folgenden Wochen auf, dass Franziska wiederholt mit einem Teddy und einer Puppe Kopulationsszenen herstellte. Franziska wirkte in den Situationen wie abwesend, ausdruckslos und irgendwie verloren. Wenn man sie ansprach, sei sie, so die Erzieher, »wie aus einer anderen Welt« zurückgekehrt.*

Vor allem bei Kleinkindern und bei Kindern bis zum mittleren Grundschulalter sowie bei geistig behinderten älteren Kindern finden wir vermehrt die geschilderten Symptome (Neigung zum Wiederholen traumatischer Szenen mit Spielsachen/im alltäglichen Leben mit anderen), die durchaus mit Flashbacks bei älteren Kindern und Jugendlichen vergleichbar sind. Typisch sind dann auch die Schilderungen von Abwesenheit, Starre, leerem Blick bei diesen Kindern. Die Bedeutung dieser Phänomene wird im folgenden Abschnitt erklärt.

### Vermeidungsverhalten und veränderte Bewusstseinszustände

Die nun geschilderten Symptome können als Gegengewicht zu den »stressigen« beiden Symptomgruppen gelten, die gerade geschildert wurden. Die folgenden Anzeichen der Posttraumatischen Belastungsstörung dienen der »Erholung« des Kindes. Wenn der ganze Mensch durch einen andauernden Erregungszustand und Bilderstürme unter permanentem Stress steht, dann sucht das biologische System nach Ruhe. Dafür stehen zum einen Symptome auf der Verhaltensebene: Das 5-jährige Kind, welches bei einem Verkehrsunfall den Tod eines Passanten bezeugt hat, wehrt sich mit Händen und Füßen dagegen, mit der Mutter dem Straßenverkehr ausgesetzt zu werden, da die Sinneseindrücke Hinweisreize, Trigger, für Flashbacks vom Unfallgeschehen darstellen.

Zum anderen gibt es aber auch spezielle Gehirnfunktionen, die den Organismus quasi entlasten können. Die Folge sind veränderte Bewusstseinzustände (sogenannte *dissoziative Zustände*), die durch Traumata direkt während des Ereignisses, aber dann auch in Stresssituationen danach immer wieder ausgelöst werden können. Meist berichten Menschen aus dem Umfeld, dass das betroffene Kind manchmal »starr, mit leerem Blick« in die Gegend schaue und angestoßen werden müsse, weil es sonst nicht ansprechbar sei. Ältere Kinder können beschreiben, dass die Welt oder sie selbst sich wie fremd vorkommen.

Man könnte bildhaft sagen, dass im Gehirn eine Art elektrische Hauptsicherung für Gefühle oder auch Erinnerungen und Gedanken für Momente durchglüht, um Momente später wieder eine »Verbindung« zu den Geschehnissen herzustellen. Wenn sich diese Mechanismen während der Traumatisierung einstellen, kann es geschehen, dass Aspekte der Ereignisse oder die ganze Situation der Erinnerung des Kindes nicht zugänglich sind. Solche Mechanismen helfen beim psychischen Überleben des Kindes bei Extrembelastung. Folteropfer berichten auch, dass sie ihren Körper während der Torturen verlassen hätten und wie über ihm geschwebt seien. Auch das Schmerzempfinden kann durch körpereigene »Schmerzmittel« zeitweise ausgeschaltet werden.

Yogis erzielen diesen Effekt durch jahrelange Meditation willentlich und können so schmerzhafte Prozesse wie Nadelungen etc. ertragen, ohne dabei Schmerz zu empfinden.

## Andere, kindertypische Symptome

Kinder »retten« sich in extremen Stresssituationen und danach nicht selten auf sichere Inseln früherer Erfahrungen, sie werden wieder zu kleineren Kindern: Sie nässen wieder ein, lutschen am Daumen und sind extrem trennungsängstlich, verlernen bereits Gelerntes, sprechen in Babysprache usw. Auch treten gelegentlich aggressive Verhaltensweisen auf, zum einen durch die Übererregung bedingt, zum anderen nach der Devise: Angriff ist im Leben die sicherste Verteidigung. Säuglinge und Kleinkinder vor der Sprachfähigkeit leiden besonders: Der Verstand, das Erklären und Verstehen über den Verstand sind ausgeschlossen. Eine Bedrohung ist zeitlich nicht begrenzbar, weil noch kein Zeitbegriff besteht. Die sichtbare Erstarrung kann bei diesen Kindern zu einer völligen Abkapselung von außen führen. Sie nehmen die Menschen in der Umgebung nicht mehr wahr, starren wie tot ins Leere – *Marasmus* nennen die Mediziner diesen Zustand, der über eine Verweigerung der Nahrungsaufnahme zum Tode führen kann. Glücklicherweise sind diese Zustände heute in unseren Breiten selten geworden. Solche oft durch totale Vernachlässigung und Gewalterfahrungen bedingten Zustände werden gelegentlich in der Presse beschrieben. Oftmals sind selbst psychisch schwer geschädigte Eltern die für solche tragischen Kinderschicksale Verantwortlichen.

Auch hinter der Symptomatik einiger »hyperaktiver« Kinder stehen traumatische Erfahrungen. Eine genaue Diagnose kann ein traumatologisch ausgebildeter Kinder- und Jugendlichentherapeut oder -psychiater stellen.

Die geschilderten Anzeichen einer Traumatisierung sind, so kann man sagen, die psychosomatische Seite der Folgen. Besonders schlimm für die Gemütsverfassung des Kindes sind auch die nachrangigen Symptome. Sie betreffen die Einstellung des Kindes zu sich selbst, zu den Menschen im Umfeld sowie zu den Weltgeschehnissen insgesamt. Die ganze Entwicklung kann durch die »negative Brille«, durch die das Kind die Dinge nun betrachtet, gestört werden.

In der folgenden Tabelle sind vielfach vorkommende, eher *offensichtliche* Symptome zusammengefasst:

| Alter in Jahren | TYPISCHE SYMPTOME |
|---|---|
| I: 0–1 | Schreien, vermehrte Schreckhaftigkeit, verminderte Beruhigbarkeit, Schlafstörungen, Fütterstörungen, Gedeihstörungen. |
| II: 1–3 | s. **I** +: Gefühlsschwankungen, Hyperaktivität, Unruhezustände, Apathie, Angst, ängstlich angespannte Wachsamkeit, Sprachlosigkeit, anklammerndes Verhalten, Entwicklungsrückschritte, Misstrauen in die menschliche Beziehung generell. |
| III: 3–6 | s. **II** +: Wiederholen traumatischer Erlebnisse mit Spielsachen, evtl. Äußerungen über Flashbacks, wenn Sie danach fragen. Ins-Leere-Starren, körperliche Beschwerden ohne Krankheitsbefund beim Arzt, sozialer Rückzug, rückläufige Sprachentwicklung, Verlust bereits erlangter sozialer Fähigkeiten, aggressives Verhalten. |
| IV: 6-10 | s. **II** + **III** +: zunehmend Symptome einer Posttraumatischen Belastungsstörung, fortgesetztes oder wieder eintretendes Einnässen, Einkoten, Schulleistungsstörungen, Konzentrationsstörungen, veränderte, pessimistische Sicht auf die Welt, quälende Schuldgefühle, niedergedrückte Stimmung, Risikoverhalten, selbstverletzendes Verhalten, Suizidalität, zwanghaftes Verhalten, alles gelegentlich auch hinter einer »ganz normalen« Verhaltensfassade. |
| V: 10–14 | s. **IV** +: zunehmend Symptome im Sinne der klassischen Posttraumatischen Belastungsstörung, bei Gewalterfahrungen ein »Wiederherstellen« traumatischer Situationen in verschiedenen Beziehungen (zu Gleichaltrigen, Erwachsenen usw.), Essstörungen, selbstverletzendes Verhalten, vermehrt Suizidalität, Drogenkonsum, andere psychiatrische Krankheitszeichen. |
| VI: 14–18 | s. **V** +: *Teufelskreis des Scheiterns:* schlechte Selbstwahrnehmung, soziales, schulisches Scheitern, (symptombedingte) misslungene erste intime Beziehungen, vermehrt Drogenkonsum, Perversionen, weitreichende existenzielle Zukunftsängste. |

Tabelle 1: Mögliche Symptome, aufgeschlüsselt nach dem Alter des Kindes (zit. n. Krüger 2006)

Die Tabelle stellt die komplizierten Reaktionen eines Kindes oder Jugendlichen auf traumatische Lebenserfahrungen vereinfacht und schematisiert dar. Wenn Ihr Kind einige solcher Symptome zeigt, so heißt das noch nicht, dass es traumatisiert ist. Sie müssen immer erst schauen, ob es bei einem Kind oder Jugendlichen einen Anhaltspunkt für eine Traumatisierung gibt! Dann können Sie möglicherweise Auffälligkeiten besser verstehen und Ihr Kind – oder das Kind in Ihrer Umgebung – ansprechen und gegebenenfalls Hilfe hinzuziehen.

## Mittelbare Gefühlsreaktionen

Neben den eher *offensichtlichen* Symptomen der Posttraumatischen Belastungsstörung und kindertypischen Reaktionen sind es die nachfolgenden *mittelbaren* Gefühlsreaktionen des psychischen Apparates, unter denen das Kind bei einer Posttraumatischen Belastungsstörung oft leidet: Schlimme *Schuldgefühle*, die Ereignisse nicht verhindert zu haben, führen zu dramatischen psychischen und sozialen Veränderungen. Ein Verlust an für ein Kind typischem urtümlichen Vertrauen in das Leben *(Urvertrauen)* behindert die (seelischen) Wachstumsprozesse – mit fatalen Folgen. Für das Kind heißt dies: Das so entstandene allgemeine *Misstrauen* richtet sich allgemein gegen die Erwachsenenwelt, die grausam war oder – bei technologischen oder Naturkatastrophen – nicht dem kindlichen Anspruch auf Sicherheit und Unversehrtheit entsprochen hat. Auch das Vertrauen in Sie als Eltern kann in Mitleidenschaft gezogen werden, wenn Sie Ihr Kind nicht schützen konnten. Das folgende Fallbeispiel macht deutlich, wie *Schuldgefühle* betroffene Kinder und Jugendliche belasten können:

*Der 3-jährige Kevin glaubte, für die lebensbedrohliche Verletzung seines einjährigen Bruders verantwortlich zu sein, der bei einem Spielunfall schwerst verletzt wurde. Aus einem rabaukenhaften Kindergartenjungen wurde durch tiefsitzende Schuldgefühle und Angst ein schüchternes, zurückgezogenes, ängstliches Kind. Kevin zog sich vom Spiel mit anderen zurück, seine Sprache ähnelte eher wieder einer Babysprache, und er wirkte mitunter tollpatschig, wenn er sich bewegte, war plötzlich überbesorgt um seinen genesenen Bruder, verletzte sich selbst, indem er den Kopf an die Wand schlug: »Kevin schuld«. Es war nicht leicht, dem Kind und den Eltern, die ihre eigene Verantwortung für den Unfall nicht annehmen wollten, dieses Thema näher zu bringen. Gerade weil das Schuld-Thema »versteckt« war und die Eltern selbst darunter litten und weil Kevin nur über sehr begrenzte Sprachfähigkeiten verfügte, war es nicht leicht, darüber zu reden. Aber nur Reden hilft hier schon. Nachdem zunächst mit den Eltern allein das Thema Schuld bearbeitet worden war, konnten wir gemeinsam auch mit dem Jungen im Spiel darüber reden. Schlagartig erholte sich das Kind, fing wieder an, mit anderen zu spielen, und konnte wieder lachen.*

Kevin ist ein Kind, von dem wir annehmen können, dass die Schuldgefühle eine Verminderung des *gesamten Selbstwertgefühls* bewirkt haben. Diese Wirkung findet man bei sehr vielen Opfern von traumatischen Erfahrungen. Das führt dann zu einer Minderung der Motivations zum Spiel, der Lust am Lernen, der Freude an Kontakten mit anderen Kindern usw. Kinder und Jugendliche aller Altersstufen entwickeln mitunter schlimme Schuldgefühle. Bereits bestehende *körperliche Erkrankungen* können schlimmer werden oder neu entstehen – besonders dann, wenn die Seele keine Hilfe bekommt.

Das folgende Fallbeispiel schildert mögliche *körperliche Folgen* der Ereignisse.

*Die 12-jährige Carla hat erlebt, wie ihre kleine Schwester bei einem Unfall tödlich verunglückte. Sie entwickelte eine schwere Posttraumatische Belastungsstörung. Eine Neurodermitis (chronische Hauterkrankung, die mit Juckreiz und Hautveränderungen einhergeht), die Carla seit Jahren hat, brach nach dem Ereignis wieder in extremer Weise aus, nachdem sie zuvor über lange Zeit nahezu symptomfrei war.*

Wie weiter oben schon erwähnt, entspringen die geschilderten psychobiologischen Reflexe stammesgeschichtlich alten Gehirnstrukturen. Sie sind nur schwer zu unterbrechen. Diese Strukturen entsprechen nicht dem Teil des Gehirns, in dem über Verstehensprozesse *Veränderungen* herbeigeführt werden können. Es handelt sich vielmehr um Prozesse, die uns im Überlebenskampf auf einer unwirtlichen Erde mit Naturgewalten usw. stark gemacht haben. Die Korrekturarbeit dieser »groben Reflexe« müssen in zäher Kleinarbeit »höhere« Hirnstrukturen durch wiederholte Lernarbeit übernehmen, ehe in den »niederen Strukturen« Veränderungen wirksam werden können. Dieser Veränderungsprozess bedarf besonderer Techniken, um diese zu überwinden und den »Hauptcomputer«, die Schaltzentrale im Kopf, wieder umzuprogrammieren, wenn die reale Gefahr vorüber ist. Wie diese Prozesse bereits vor therapeutischen Maßnahmen erfolgreich eingeleitet werden können, wird weiter unten erklärt.

## Die Auswirkungen von Traumatisierungen in der frühen Entwicklung

Besonders tiefgreifend sind die Veränderungen, vor allem auch der Gehirnentwicklung, wenn ein Kind in frühen Jahren, speziell vor dem Erwerb einer fortgeschritteneren Sprachfähigkeit (etwa vor etwa dem Alter von drei Jahren), traumatisiert wird.

Die obigen Ausführungen haben gezeigt, welche Wirkung der traumatische Stress innerhalb der biologischen Regelkreisläufe haben kann. Einschläge in frühen Jahren haben eine grundlegende Wirkung auf alle Entwicklungsaufgaben des Kindes (van der Kolk 2000, 2005). Und bis zu einem Alter von etwa drei Jahren lässt unser Gehirn auch nicht zu, dass wir uns an Vorkommnisse vor dieser Zeit erinnern. Lediglich das Körpergedächtnis kann z. B. körperliche Verletzungen bewahren, die dann das inzwischen ältere Kind gelegentlich durch nicht begründbare Schmerzzustände erneut belasten können.

Die existenzielle Angst unter traumatischen Lebensbedingungen hinterlässt beim Kind offenbar eine Spur von tiefgreifenden Veränderungen im Gehirn und nachfolgend auch bei Organstrukturen, die durch die Steuerzentrale im Kopf in ihrem Aufbau geformt werden. Dabei handelt es sich um vielfältige Wechselwirkungen zwischen Hormonsystemen, Botenstoffsystemen, Immunsystem u. a.

Oft ist den Menschen in Berufen, die mit kleinsten Kindern in Kontakt kommen, nicht bewusst, dass die kleinen Wesen psychisch schwere Verletzungen erleiden könnten. Oft geschieht dies in Situationen, die uns nicht als potenziell traumatisch erscheinen: ein komplizierter Geburtsvorgang beispielsweise. Das Einzige, was wir vom Baby erfahren, ist dann z. B. eine extrem erhöhte Herzschlagfrequenz, wenn es im Geburtskanal stecken bleibt.

(Warum überstehen die meisten Frauen die Strapazen der Geburt eigentlich meist unbeschadet? Die lange gebahnten Gefühle von Freude, Erfolg und Stolz des Gebärens, welche die Geburt eines Kindes meistens begleiten, sowie die langerwartete Strapaze der Geburt dürften über die beteiligten hormonellen Auswirkungen die Schmerzerfahrung und ihre elementaren Zuschreibungen verändern. Frauen vergessen traumatische Schmerzerlebnisse während der Geburt offenbar aber auch dadurch, dass ein Hormon [Oxytocin], welches während der Schwangerschaft vermehrt gebildet wird, direkt auf Gedächtnisfunktionen wirkt und helfen kann, eine traumatische Erinnerung zu verhindern; vgl. van der Kolk 2000).

Kinder, die im Säuglingsalter von der Mutter oder ihrer primären Bezugsperson getrennt werden, können im Extremfall an den Folgen dieses »Deprivationstraumas« sterben. Haben die Kinder den verzweifelten Kampf um die Zuwendung der Mutter durch Schreien aufgegeben, verfallen sie zunächst in stereotype Schaukelbewegungen, die man als Zeichen für Hospitalismus beschreibt. Sie igeln sich in der Folge immer weiter ein, verweigern die Nahrungsaufnahme, starren ins Leere und sterben schließlich, auch wenn sie ein warmes Bettchen und ausreichend Nahrung angeboten bekommen. Bei Kindern, welche einen solchen »Terror« überleben, kann ihre Fähigkeit, sich an andere Menschen zu binden, tragende Beziehungen aufzubauen und befriedigend auszuleben, im Extremfall zerstört werden. Bei anderen Primaten, bei Affen, verhält es sich übrigens ähnlich. Bei Rhesusäffchen haben Forscher in einer Versuchsanordnung ähnliche Veränderungen bei Affenkindern gefunden, die von der Mutter getrennt wurden.

Was können weitere Erfahrungen von Extremstress im frühen Leben sein? Im Folgenden werden einige Beispiele aufgeführt, die zu einer nachhaltigen, stressbedingten Entwicklungsbeeinträchtigung führen können:

**Mögliche Extremstresserfahrungen im Mutterleib und bei der vorsprachlichen Entwicklung:**

- Extremstresserfahrungen der schwangeren Mutter beeinträchtigen das Baby im Bauch und können sogar zu einer Fehlgeburt führen.
- Geburtstraumata (extremer Sauerstoffmangel, körperliche Verletzungen, Trennung von der Mutter, Schmerzerfahrungen).
- Direkte physische Gewalteinwirkungen auf die Mutter und den schwangeren Bauch (Unfall, schlimmer: menschliche Gewalt).

- Extreme Überforderung der Mutter und folgende Mangelversorgung des Säuglings aufgrund von eigenen frühkindlichen Traumatisierungen der Mutter in ihrer eigenen Mutter-Kind-Beziehung.
- Überwältigende Sinneseindrücke (kann alle Sinnesqualitäten betreffen, im Mutterleib und im Säuglingsalter: Körperschmerz, tätliche Gewalt, extreme physikalische Reize: Kälte, Hitze, Lärm, später auch visuelle Eindrücke – z. B. extreme Lichtreize, totale Dunkelheit – extreme Geruchsempfindungen etc.).
- Keine Erwiderung von Kommunikationsversuchen des Kindes: auf Blickkontakt, Laute von sich geben, Berührung etc.
- Ständige Unruhesituation.
- Trennung von der Bezugsperson (besonders ohne angemessene begleitende Versorgung, nach Adoptionen, bei Pflegschaften, Vertreibung, Flucht, Krieg).
- Wenn mehrere Belastungsfaktoren zusammenkommen.

Die Voraussetzung und gleichzeitig das Dilemma der mächtigen menschlichen Position im Tierreich ist seine Abhängigkeit von Bezugspersonen. Nirgendwo im Tierreich dauert das Selbständigwerden der Jungen so lange wie beim Menschen: Mit etwa 20 Jahren wird der Jugendliche in westlichen Ländern volljährig. Die Echse schlüpft aus dem Ei und ist sofort allein überlebensfähig.

Die Abhängigkeit der gesamten psychischen, sozialen und körperlichen Entwicklung von den Eltern ist unsere Chance als Gattung Mensch: Wir können uns überall anpassen; in der Arktis sind wir genauso überlebensfähig wie in der Wüste. Diese Anpassungsfähigkeit des Menschen macht uns aber auch verletzlich. Das kleine Menschenwesen braucht die menschliche Beziehung wie Wasser und Brot. Werden die primären Bedürfnisse des Kindes nach Austausch, nach einer Spiegelung des eigenen Ichs »im Glanz der Augen der Mutter«, wie ein berühmter Säuglingsforscher einmal sagte, nicht befriedigt, dann brechen die Regulationssysteme der frühen Entwicklung leicht zusammen. Der Organismus ist im Extremfall nicht weiter überlebensfähig. Untersuchungen der Säuglingsforschung haben gezeigt, dass Mütter, die selbst eine Mutter hatten, die ihnen nicht angemessen begegnen konnte, den Säugling womöglich sogar geschlagen haben, selbst erhebliche Probleme mit der Versorgung des eigenen Kindes haben können. Dieses Phänomen wird auch als »schwere Bindungsstörung« bezeichnet, die im Grunde Ausdruck einer frühen Beziehungstraumatisierung ist. Eine Traumatisierung kann somit quasi »vererbt« werden.

Dramatisch bei der frühen schweren psychischen Verletzung ist es auch, dass die sichtbaren Folgen, die professionelle Helfer zum Eingreifen bewegen, erst viel später erkennbar werden: Zunächst fallen die Kinder hauptsächlich der Familie auf. Kinderärzte sind oftmals überfordert, wenn sich Eltern doch einmal hilfesuchend an sie wenden: Das Kind sei schwer zu beruhigen, zeige Fütter- oder Verdauungsstörungen, könne sich schlecht selbst beruhigen. Mutter und Kind »überleben« die Probleme irgendwie, an die Ursache »Trauma«, denkt kaum jemand. Mutter-Säuglingsberatungsstellen werden bei Problemen immer noch selten aufgesucht. Und auch hier wird häufig der Schwerpunkt vornehmlich auf *Beziehungsstörungen* zwischen Eltern und Baby gelegt. Diese werden meist zu Recht als ein wichtiger Grund für Störungen beim Säugling oder Kleinkind erkannt.

Die Bedeutung (anderer) traumatischer Erlebnisse wird aber m. E. häufig unterschätzt: Die Krankengeschichten meiner Patienten legen nahe, dass auch Ereignisse wie ein Autounfall der Eltern, bei dem es zu einem »Riesenknall« und »nur« einem Blechschaden kam und beide Eltern und das Kind mit dem Schreck davonkamen, erhebliche Folgen für den Säugling haben können. In einem Fall berichteten die Eltern, ihr Säugling habe längere Zeit eingeklemmt im Autositz gesessen und wie apathisch gewirkt, später habe er geweint, sich kaum beruhigen lassen. Die Nächte seien dann anstrengend geworden: Der Säugling habe nachts nur noch geschrien. Weiter habe er sein Essen »nicht mehr drin behalten« etc.

Leicht kann es passieren, dass wir in einem solchen Fall nur die Beziehung zwischen Kind und Eltern betrachten und als gestört erleben, dass das extreme Stresserlebnis aber bei dem Versuch der Zuordnung von Symptom und Ursache unbeachtet bleibt. Es ist wichtig, dass auch Eltern wissen, dass ein »Riesenknall« Auswirkungen auf das längerfristige Befinden des Säuglings oder Kleinkinds haben kann. Natürlich wird dann durch die Folgen des Unfalls beim Kind *auch* die Beziehung zwischen Kind und Eltern beeinträchtigt. Die Eltern sind durch die unruhigen Nächte überfordert, streiten in der Nacht vielleicht laut darüber, wer dafür zuständig ist, das Baby zu beruhigen, und Konflikte zwischen Mutter und Vater werden durch den Stress »angeheizt«. Das hat dann wiederum Auswirkungen auf den Säugling. Es bleibt festzuhalten: Ausgesprochene und unausgesprochene Zuschreibungen von Therpeutenseite, die nicht auch Aspekte wie Unfälle usw. mit beherzigen, belasten die Beziehungen der Eltern unter Umständen zu Unrecht und schwächen so deren Kompetenzgefühl als Fürsorgepersonen. Ein Teufelskreis von negativen Erfahrungen und Zuschreibungen lässt dann möglicherweise alles noch viel schlimmer werden.

Wie viele Säuglinge und Kleinkinder, die in Deutschland und anderswo in Europa die »Bombennächte« des Zweiten Weltkriegs miterlebten, wurden später mit einer Trauma-Folgestörung, Panik- oder Angststörung psychotherapeutisch behandelt, ohne dass Extremstresssituationen durch Lärm, Unruhe, Kälte, Trennungen von der Mutter in Fluchtsituationen etc. in der Krankengeschichte und für das Verständnis der Symptome Beachtung gefunden hätten? Wie viele *Beziehungen zwischen Mutter/Vater und Kind* wurden durch das von ihrem theoretischen Ansatz geprägte Verständnis von Therapieschulen verzerrt wahrgenommen? Aus Sicht des kleinsten Wesens sind nicht allein ein solch katastrophales Geschehen wie der Holocaust und die Konfrontation mit dem Tod traumatisch. Aus traumapsychologischer Sicht ist noch anderes für das Kind von Bedeutung: Für einen Säugling ist der Bombeneinschlag neben dem Bunker wahrscheinlich eine traumatische Situation – das Kind wird zum Schreibaby, die Mutter kann aufgrund des Schreckens und der zusätzlichen Sorgen und Nöte nicht mehr stillen, der Säugling isst von da an schlecht, ist immer in Unruhe etc. Später leidet das Kind vielleicht an Hyperaktivität oder einer Panikstörung sowie dann unter einem essenziellen – also nicht erklärbaren – Bluthochdruck.

Wie vielen Müttern der Kriegszeiten wurde seit Freud implizit bei einer konflikthaften Beziehung zu den Therapiepatienten eine Hauptverantwortung oder sogar die Schuld für deren Symptome zugesprochen, ohne dass die obengenannten traumapsychologischen Aspekte zur Erklärung des Leids der Therapiepatienten berücksichtigt worden wären? Dies soll keine Anklage sein, sondern die Kritik entspricht dem Erkenntnisgewinn, den die moderne Psychotherapieforschung u. a. von den Forschungsergebnissen der Neurowissenschaften ableiten kann. Auch soll hier nicht der Sinn der therapeutischen Arbeit an Konflikten zwischen Menschen in Frage gestellt werden. Nicht alle psychischen Belastungen gehen auf Traumatisierungen zurück. Sind wir jedoch blind für diese Schwerstverletzungen – gerade in der frühesten

Lebenszeit des Menschen –, so nehmen wir dem betreffenden Menschen die Chance auf eine differenzierte fachkundige Hilfe.

Leider sind diese Erkenntnisse bei vielen Menschen, die mit Kindern und Jugendlichen professionell zu tun haben, immer noch nicht zum Allgemeinwissen geworden. Auch der Laie kann seine Rückschlüsse ziehen, wenn er die Zusammenhänge von Trauma und Störungszeichen ein wenig kennt, so wie die Zusammenhänge zwischen Rauchen und Herzinfarkt. Nicht jeder Raucher erleidet einen Herzinfarkt. Wenn einer aber einen Infarkt erleidet, wird sich heute jeder Laie sagen, dass Herr S. schließlich ungesund gelebt und 30 Zigaretten pro Tag geraucht hat. Fällt der Lehrerin ein 6-jähriger Grundschüler im Unterricht durch wiederholte aggressive Impulsdurchbrüche, Abwesenheitszustände und mangelnde Fähigkeit, Frustrationen zu ertragen, auf und ist bekannt, dass er mit zwei Jahren auf tragische Weise seine Mutter verloren hat, so könnte das zu dem Verdacht führen, dass der Schüler möglicherweise an einer Psychotrauma-Folgestörung leidet, ohne sein Leid benennen oder selbst die eigene Unruhe mit der frühen Traumatisierung in Verbindung bringen zu können.

Deutlicher sichtbar werden Schäden dann, wenn sie die Abläufe im gesellschaftlichen Gefüge stören, sobald an die Kinder von Eltern und Gesellschaft die ersten Anforderungen gestellt werden: wenn die Kinder im Kindergarten stören, in der Schule oder in der Ausbildungssituation. Ein Zusammenhang mit extremer seelischer Beeinträchtigung in der frühesten Entwicklung wird meist von niemandem erkannt, weil diese Sinnzusammenhänge *nicht bekannt sind.*

Im schlimmsten Fall werden die Kinder für ihre »Besonderheiten« im Verhalten bestraft. Und dies, obwohl wir gelernt haben, dass Symptome in der Regel unbewusste Selbstheilungsversuche sind. Heute werden diesen Kindern in der Regel »angeborene Defizite« zugesprochen. Immerhin wird ihnen so nicht zwangsläufig Böswilligkeit unterstellt, wenn sie »ausrasten« oder aggressiv reagieren. Sie bleiben aber gewissermaßen »gebrandmarkt« – von Geburt an soll an einem solchen Kind etwas nicht stimmen. Es liegt also letztlich an *ihm selbst*, seinen Genen etc. Das, woran das Kind ohnehin schon leidet, wird dadurch verstärkt – nämlich das Gefühl: Ich bin nicht richtig.

**Möglichkeiten, Symptome einer frühen Psychotrauma-Folgestörung zu verkennen oder zu begreifen und entsprechend zu reagieren:**

1. Die Umwelt geht von originärem Unwillen und »Ungezogenheit« des Kindes aus: *Bestrafung und Ausgrenzung.*
2. Biologisch-genetische Zuschreibung als angeborene Krankheitszeichen: *Symptombehandlung, Medikamente.*
3. Verständnis der Symptomatik als Folge eines Traumas: *Menschlicher Umgang und gegebenenfalls Therapie nach den Erkenntnissen der Neurowissenschaften und der Psychotraumatologie.*

Für das Kind und die Eltern kann es hilfreich sein, die psychischen und Verhaltensauffälligkeiten erstmals zu verstehen. Die Erkenntnis, dass das Leid möglicherweise aus frühen Traumatisierungen in einer Zeit stammt, aus der das Gedächtnis Erinnerungen nicht aktiv ins Hier und Heute vorholen kann, ist entlastend. Das Unaussprechliche bekommt endlich eine Sprache. Wieder entspricht es der Erfahrung mit der Arbeit mit traumatisierten Kindern und Jugendlichen, dass ein »Selbst-Verständnis« bereits heilsame Wirkung hat. Bei vielen Kindern und Jugendlichen, die adoptiert worden sind und zuvor viele Traumatisierungen erfahren haben, hat das gemeinsame Ergründen der frühen Lebenszusammenhänge in der Therapie zu mehr Sicherheit über den eigenen Ursprung und damit zu mehr Selbstsicherheit und Lebendigkeit geführt. Die eigene Geschichte konnte über eine Auseinandersetzung mit früheren Bezugspersonen oder über Informationen von Mitarbeitern des Jugendamtes »ein Gesicht bekommen«. Typische Schwierigkeiten wie gestörte Impulskontrolle, soziale Probleme, Schwierigkeiten, mit Frustrationen umzugehen, usw. können dann gemeinsam z. B. durch Übungen behandelt werden, die gezielt an die neurowissenschaftlichen Erkenntnisse anknüpfen. Hier hilft die Vorstellung, dass wir »viele« sind: ein Ich von heute und weitere, jüngere Anteile von uns selbst, die mit ihren psychischen Verletzungen in uns »aktiv« bleiben. Diese inneren »jüngeren Kinder« in dem Kind oder Jugendlichen von heute können als Anteile mit einem »Eigenleben« mit ihrem Leid sichtbar werden. Sind sie »erkannt« worden, können sie heute, quasi nachträglich in der Vorstellungswelt, mittels Imaginationen oder in der Als-ob-Welt des Spiels gemeinsam – mit Bezugspersonen und Therapeuten – gepflegt werden (Krüger & Reddemann 2007). So kann im besten Falle die ganze »Seele (etwas) Ruhe« finden. Die Erwachsenen, die mit dem Kind oder Jugendlichen zu tun haben, müssen aber zuerst einmal auf die Idee kommen, dass die Schwierigkeiten und Probleme etwas mit der frühen Geschichte, bzw. inneren unversorgten jüngeren Kindern, zu tun haben.

Viele von uns können sich nur schwer vorstellen, welche Gefühle der Unsicherheit die eigene Geschichtslosigkeit bei einem Menschen auslösen kann. Erstaunlicherweise können die Kinder und Jugendlichen oft besser mit tragischen Aspekten der eigenen Geschichte klarkommen, statt ganz ohne ein Wissen um die erlittenen Leiden zu leben. Viele Menschen mit Adoptionshintergrund machen sich deshalb auch irgendwann in ihrem Leben auf die Suche nach ihren Ursprüngen, auch wenn sie wissen, dass die Konfrontation mit dieser Geschichte möglicherweise schmerzhaft ist. Meist kommt die Frage nach dem Ursprung schon früh auf, aber die Suche in der Realität wird in der Regel zum ersten Mal in der Jugendzeit erwogen.

Zusammenfassend gesagt: Es ist wichtig, gerade auf schwere seelische Verletzungen im frühesten Leben der Kinder achtzugeben; so können wir zum einen durch eine rechtzeitige Versorgung viel Leid im späteren Leben vermeiden helfen und wir können als Erwachsene den Kindern später eine »Erinnerungsbrücke« sein und dem Jugendlichen beispielsweise helfen, der eigenen Lebensgeschichte ein Gesicht zu geben. Dabei sind aus der Sicht vieler junger Menschen hässliche Bilder manchmal besser zu ertragen als das Rumoren der Ungewissheit in der Seele.

## Zu den veränderten Hirn- und Körperfunktionen nach Extrembelastungen[2]

Die Neurowissenschaften haben uns in den letzten Jahren einen faszinierenden Einblick in Gedächtnisleistungen und in Funktionsabläufe im durch traumatische Erfahrungen veränderten Gehirn eröffnet. Im deutschsprachigen Raum haben z. B. Hüther (2003) und Markowitsch (Markowitsch & Welzer 2005) sehr zu einem besseren allgemeinen Verständnis dieser Forschungsergebnisse auch unter Laien beigetragen.

Wenn die Wahrnehmungskanäle dem »psychischen Apparat« signalisieren, dass eine Situation den oben beschriebenen Kriterien einer traumatischen Situation entspricht (Lebensbedrohung, nutzlose Kampf-/Fluchtreaktion, hilflose Ohnmacht), kommt es zu einer psychobiologischen »Notfallreaktion«. Wie können wir uns diese Reaktion vorstellen?

Zunächst einmal betrachten wir die akuten Reaktionen nach einer Situation von extremem Stress. Es handelt sich hier um eine Belastung, an der alle bisherigen Lösungsstrategien – auch des Gehirns – scheitern. Die Folge ist eine unkontrollierbare Stressreaktion der Hirnbiologie. Es werden Areale der Hirnrinde (corticale Areale) und des sogenannten limbischen Systems, eines Teils der zentral gelegenen, evolutionär älteren Hirnregion, unspezifisch aktiviert. Das limbische System koordiniert u. a. die Erinnerungstätigkeit, erhält die für die Arterhaltung notwendigen Emotionen aufrecht und steuert diese.

Landen über das »Tor zum Bewusstsein«, den Thalamus (den Ort des Gehirns, der Wichtiges und Unwichtiges unterscheidet), im limbischen System Sinneseindrücke, die als extreme Bedrohung interpretiert werden, so werden Stresshormonsysteme (u. a. *Adrenalin-* und *Noradrenalinsystem*) aktiviert. Es kommt zu einer Übererregungssituation im ganzen Körper: Der Organismus wird auf »Hochbetrieb« eingestellt, um optimal Kampf- und Fluchtaktionen ausführen zu können. Der Mandelkern (Amygdala), der »Feuermelder« im Gehirn, ist ein Teil des limbischen Systems; er versieht die Sinneswahrnehmung mit der entsprechenden Gefühlsqualität und sorgt für das emotionale Verhalten, das jetzt folgt. Wird die Herausforderung gemeistert, erlischt die Übererregung, und es kehrt wieder Ruhe im System ein.

Wenn eine Extremstresssituation andauert, so kommt es zu einer Art Aufschaukeln und einer lang anhaltenden Aktivierung der beteiligten Botenstoffsysteme und der Hormonausschüttung (CRH, ACTH, Cortisol u. a.).[3] Vom Gehirn gibt es eine Botenstoffachse zur Nebennierenrinde. Dort findet ein wichtiger Teil der Stressregulation bei andauerndem Stress statt. In der Nebennierenrinde wird dann über diese Botenstoffachse vom Gehirn ausgehend (Hypothalamusregion [CRH] → Hypophyse [ACTH] → Nebennierenrinde) *Cortisol* ausgeschüttet. Das führt nach neuen Erkenntnissen zu einer Destabilisierung von bereits aufgebauten Hirnnervenverschaltungen und -Netzwerken. Der Energieumsatz im Gehirn wird vermindert, Wachstumsprozesse der Hirnnerven werden gestört (Wachstumsfaktoren sind vermindert), und bei noch längerer Belastung sterben sogar Nervenstrukturen in der Hirnrinde sowie (noradrenerge) Nervenfasern und Nervenzellen (Pyramidenzellen) in der sogenannten Hippocampusregion ab. Der Hippocampus, eine im Schläfenlappen des Großhirns gelegene Region, schrumpft möglicherweise sogar. Weiterhin kommt es zu Veränderungen in der sogenannten *orbitofrontalen Region:* Reparaturfunktionen und die Fähigkeit, sich nach Stresserfahrungen selbst zu beruhigen, werden beeinträchtigt. Man kann also von einer regelrechten »Hirnverletzung« durch traumatisch wirksame Sinneseindrücke sprechen. Die »giftige« Wirkung der erhöhten Cortisolkonzentrationen könnte nach Auffassung der Forscher für einen Zelluntergang verantwortlich sein.

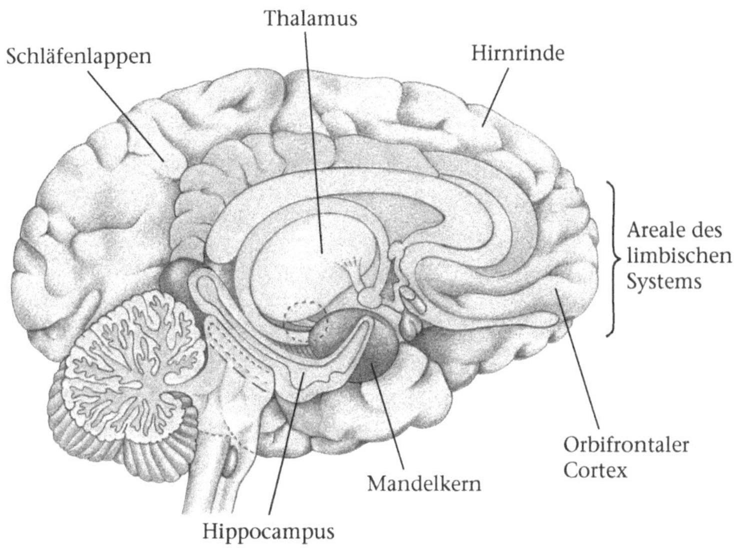


Abb. 2: Die bei Stress aktiven Areale des Gehirns

Auch die »Zeitlosigkeit« der Erinnerungen an das Trauma während der berüchtigten Flashbacks und nächtlicher Alpträume lässt sich heute mit den Erkenntnissen der Neurowissenschaften erklären. Während Flashbacksituationen ist zudem die Funktion des Sprachzentrums (Broca-Zentrum) unterdrückt, was die »Sprachlosigkeit« und die Betonung von körperlichen Phänomenen bei Menschen mit einer Posttraumatischen Belastungsstörung erklären könnte. Später – in therapeutischen Situationen – kann es helfen, die Sprache »wiederzufinden«. Im

Gehirn »verstreut« abgelegte Erinnerungsfragmente können durch die Versprachlichung (wieder) zu einer Einheit zusammengeführt werden, wenn sich der psychische Apparat das ganze Bild des Schreckens »leisten kann«, d. h. wenn er sich erholt hat und stabil genug geworden ist. Die Erfahrungen werden dadurch in das Lebensbild einsortiert: mit einem Anfang und einem Ende (Krüger & Reddemann 2007). Für den traumatisierten Menschen mit einer *Traumastörung* ist die grausame Erfahrung seinem Gefühl nach zunächst eben nie zu Ende. Tag und Nacht ist er nicht sicher, dass Bilderstürme oder andere überwältigende Sinneseindrücke aus der traumatischen Situation ihn plötzlich überkommen, als geschehe alles hier und jetzt noch einmal.

## Durch Extremstress veränderte Gedächtnisfunktionen

Die Erinnerungsfunktion wird bei traumatischen Erfahrungen durch übermäßigen Hormonausstoß vielseitig verändert: Eine durch Hormone in der traumatischen Situation festgelegte langfristige Verstärkung der Gedächtnisspuren führt dazu, dass Traumaopfer sich »zu schnell« erinnern.

Eine wiederholt auftretende übersteigerte gefühlshafte Reaktion auf bestimmte Außenreize wird auch damit erklärt, dass eine intensive Stimulation des Mandelkerns (Amygdala, »Feuermelder«) zu einer Art Abkopplung der bewussten, subjektiven Wahrnehmung für bestimmte Schlüsselsituationen führt. Dies, so sagen die Gedächtnisforscher, habe zur Folge, dass keine angemessene Überprüfung und Einordnung von Erfahrungen stattfinden könne. Die Kinder »rasten« typischerweise schnell aus, weil die speziellen »Verschaltungen« im Gehirn nach Traumata dazu führen, dass eine ruhige Überprüfung der Situation unter dem Einfluss von akut wieder auftretendem »altem« Extremstress unmöglich ist.

Unter dem Einfluss traumatischer Erfahrungen ergibt sich weiterhin eine schwerpunktmäßige Aktivierung der rechten Gehirnhälfte, in der negative Emotionen verarbeitet und ausgedrückt werden – und dies zu Ungunsten der linken Hemisphäre, die auf eine verstandesmäßige Analyse von Erfahrungen und auf Sprachproduktion spezialisiert ist. Dieses Phänomen wird als »Lateralisierung« bezeichnet.

Verhaltensbiologen haben herausgefunden, dass die hohen Spiegel von Cortisol im Blut bei anhaltender unkontrollierter Extremstressbelastung zur Auslöschung von Verhaltensweisen führen, die sich als zur Beendigung des Stressreaktionsprozesses ungeeignet erwiesen haben. So werden neue – möglicherweise für die Umwelt unverständliche – Denk- und Handlungskonzeptionen zur Bewältigung des Dauerstresses erst möglich.

Auch hier zeigt sich wieder, dass auf »mikroskopischer« Ebene die Veränderungen zunächst einem *Sinn* dienen. Aber diese Veränderungen sind im Außen der Erlebniswelt des Kindes kritisch zu bewerten: Das, was auf psychobiologischer Ebene feinstofflichen Anpassungsmechanismen an Dauerstress entspricht, wird auf der Verhaltensebene als krankhaftes Symptom wahrgenommen, weil es unzeitgemäß und aktuell unangepasst erscheint. Die gesamten Regulationsprozesse entsprechen am Anfang im weitesten Sinne überlebensnotwendigen Mechanismen, die von Gehirnstrukturen im »Notfallprogramm« gestartet werden. Es werden dabei im Zentralnervensystem »Umgehungsstraßen«, »Umleitungen« und »Verbotszonen« ausgebildet.

Wir sollten die im Verhalten sichtbaren Auffälligkeiten auch als hilflose Lösungsversuche – mit Langzeitfolgen – des durch extreme Angst überforderten Organismus verstehen. So können wir dem Kind mit Respekt vor seinem Leidensweg begegnen und müssen uns nicht persönlich angegriffen fühlen, wenn wir es beispielsweise mit übersteigerter Aggressivität zu tun haben.

Die ablaufenden Umbau- und Bahnungsprozesse können, bezogen auf die Erinnerungsfunktionen, so weitreichend sein, dass bei anhaltenden Traumatisierungen z. B. die Erinnerung an traumatische Erfahrungen bei Kindern ganz aufgehoben ist. In der Regel können dann am ehesten geschulte Therapeuten das Kind dabei unterstützen, Denkprozesse zu verändern. Dies bedeutet dann, dass der Therapeut dem Kind bei einer gedanklichen »Umprogrammierung« der meist sehr festgefahrenen zentralnervösen Veränderungen hilft. Es sollte immer wieder ein Realitätsabgleich erfolgen: Suggeriert das Gehirn immer noch eine Bedrohungssituation, so muss es u. a. auch über wiederholte umstrukturierende gedankliche Übungen von einer neuen, sicheren Realität nach dem Trauma »überzeugt« werden. »Du bist jetzt nicht in Gefahr, dein Gehirn gaukelt dir eine Gefahr vor!« Das Umprogrammieren bedeutet eine harte, disziplinierte Arbeit: »Ein Gedanke muss erst 1000 Mal gedacht werden, bevor er in sicheres Bewusstsein übergeht«, sagen Gedächtnisforscher.

Es gibt noch viele hochinteressante Details aus der vielfältigen Hormon- und Neuroforschung zum Thema, die hier aber nicht dargestellt werden können, weil sie den Rahmen des Buches sprengen würden. Die oben zitierte Literatur mag »unerschrockenen Lesern« zu weiteren Einblicken verhelfen.

## Verschiedene »Gesichter« der Verletzung: mögliche Ursachen einer psychischen Traumatisierung

In diesem Abschnitt wird auf Besonderheiten eingegangen, die verschiedene Situationen mit sich bringen, in denen Kinder und Jugendliche schwer seelisch verletzt werden: *Was wirkt wie schlimm?*

Je näher eine traumatische Situation dem Kind und seiner vertrauten Umgebung kommt, desto gravierender sind die psychischen Folgen. Ein Bahnunglück, das ein Kind aus der Entfernung miterlebt, wird in der Regel eine eher geringere Auswirkung haben, ein Unfall eines Geschwisters in seiner Nähe oder gar eine eigene Gewalterfahrung innerhalb der Familie eine viel stärkere. Die »alltägliche« Gewalt, die Kinder hinter verschlossenen Türen erleben müssen, gerade wenn Bezugspersonen die Gewalt ausüben, gehört zu den Traumatisierungen, die das Kind am nachhaltigsten verletzten, weil die Beschützer hier selbst zu Tätern werden. Abbildung 3 verdeutlicht die *zunehmend traumatische Wirkung von verschiedenen Ereignissen.* (Einige besonders typische Ereignisse, die bei Kindern sehr häufig zu schwerer seelischer Verletzung führen, werden weiter unten erläutert.)

In der Abbildung 3 wird deutlich, dass es für das Kind umso schlimmer wird, wenn Menschen auf die Ereignisse Einfluss hatten: wenn technisches Gerät aus Menschenhand zu traumatisierenden Unfällen führt, oder schlimmer: wenn Menschen anderen oder dem Kind selbst Gewalt antun – Gewalt körperlicher oder seelischer Natur.

Die Welt ist für das kleine Mädchen schon nicht mehr sicher, wenn es erlebt, wie sein als großartig fantasierter Vater panische Angst entwickelt und kopflos wird, weil das Haus brennt. Oder wenn ein Auto bei einem schweren Unfall so kaputtgeht, dass die Menschen schwer verletzt werden oder sogar sterben – und der Papa baut als Mechaniker in der Fabrik mit an den Fahrzeugen, die vorher für seinen Sohn Ausdruck

| Ereignis | Wirkung |
|---|---|
| **Naturkatastrophen**<br>(Flutkatastrophen, Stürme etc.) | **zunehmende traumatische Wirkung** |
| **Technische Unfälle**<br>(Unfälle, Brände, etc.) | |
| **Menschliche Gewalt**<br>– außerfamiliäre Gewalt<br>– innerfamiliäre Gewalt | |

Abbildung 3: Zunehmend traumatische Wirkung bestimmter Ereignisse

von Größe, Kraft und Sicherheit waren, an welcher der Papa seinen Anteil hatte. »Nichts ist mehr sicher?« Das gilt vor allem dann, wenn Kinder nicht nur mittelbar an der »Schutzmacht der Eltern« zweifeln, wie bei den bisher aufgeführten Beispielen, sondern wenn Menschen unmittelbar zur Bedrohung für das Kind werden: besonders bei häuslichen Gewalterfahrungen. Hier ist die traumatische Kraft der Ereignisse besonders verheerend.

> Im »Notfallprogramm« des Gehirns nach einem Trauma stellt sich der Mensch (eben auch das Kind ab der Entwicklung einer bestimmten geistigen Reife) – bewusst oder unbewusst – einige entscheidende Fragen im Sinne des Überlebens (und der »Arterhaltung«):
> 1. Was war die Ursache für die Lebensbedrohung?
> 2. Wie finde ich Heilung für die Verletzungen?
> 3. Wie kann ich eine derartige Bedrohung in der Zukunft vermeiden?

Diese zum Teil irrationale »Trauma-Logik« belastet gegebenenfalls eben auch die Beziehung zu andern Menschen, wenn das Kind zu der Auffassung gelangen muss, das Erwachsene oder sogar die Eltern eine (Mit-)Verantwortung für die Geschehnisse übernehmen müssen. Diese Zuschreibungen gilt es also im gegebenen Fall herauszuhören und mit dem Kind begründete und unbegründete Ängste zu besprechen.

Im Folgenden werden die typischen Situationen, in denen Kinder und Jugendliche psychisch verletzt werden, näher betrachtet. Dabei werden die geschilderten Trauma-Zusammenhänge für das Kind tendenziell immer belastender.

## Naturkatastrophen

Waldbrände, Flutkatastrophen, Wirbelstürme, Unglücke durch Lawinen usw. sind Beispiele für von der Natur erzeugte Situationen, in denen Kinder seelisch zu Schaden kommen können, wenn sie sich selbst als existenziell bedroht erleben oder andere Kinder, Tiere sowie erwachsene Menschen in ihrer Umgebung in extreme Not geraten. Der »Feind« ist aber in diesem Fall in der Regel weit weg von der *Beziehungswelt* des Kindes: Das schützt die Eltern davor, dass das Kind bei ihnen die Ursache für die Katastrophe sieht.

Es ist hier aber eben die *Natur*, die das Kind und seine Welt bedroht. Selbst alltägliche Naturgewalten können für kleinere Kinder besonders bedrohlich sein: Der grollende Donner eines Gewitters kann für ein Kind, das allein einem Unwetter ausgesetzt ist, unter bestimmten Umständen extrem belastend sein. Nicht umsonst haben viele Naturvölker gewaltige Naturphänomene mit dem Wirken von Göttern und ihrem eigenen Fehlverhalten in Verbindung gebracht. Ohne die wissenschaftliche Erkenntnis der Neuzeit sind diese Naturgewalten eben oftmals äußerst bedrohlich.

Wenn mein Wohl- oder Fehlverhalten die Götter beeinflussen kann, steht es dann letztlich in *meiner* Macht oder in der meines Stammes, ob die Naturgewalten über uns hereinbrechen. Der Mensch hat sich so »elegant« aus der *Ohnmachtsfalle* herausgewunden und kontrolliert potenziell *selbst* die Naturgeschicke durch sein Handeln. Die menschlichen Kategorien von Gut und Böse wurden so auf die Natur übertragen: Es gab gute und böse Geister, wohlwollende und strafende Götter.

Vom Menschen erzeugte Veränderungen der Naturphänomene führen nun zu einer neuen Dimension von realer zerstörender »Allmacht« menschlichen Handelns. Kinder ab dem Vorschulalter erfahren etwas über Klimaveränderungen, die Umweltzerstörung durch den Menschen usw. Somit wird die kindliche Psyche über einen wachsenden Verstand mit der Tatsache vertraut gemacht, dass möglicherweise »die Großen« oder sogar Papas schneller Wagen, der so viel Abgase erzeugt, etwas mit dem Wirbelsturm zu tun haben könnten, der Bäume entwurzelt und dadurch den Papa von Freund Max im Auto zerdrückt hat. »Warum fährt der Papa nur ein so großes Auto, wenn so was von so was kommt?«, wird sich der 8-jährige Hannes vielleicht fragen. In der heutigen Zeit bekommt die Naturkatastrophe, nach einer Epoche der Aufklärung und der wissenschaftlichen Ursachenzuschreibung, neuerlich eine größere *Beziehungsdimension* und wird von daher für das Kind potenziell traumatisierender.

Der Erwachsene, der ein Kind in einer solchen Situation begleitet, sollte so viel wie möglich die sichtbaren und beängstigenden Naturphänomene erklären und dem Kind anbieten, Fragen zu stellen. Auch kann es ratsam sein, solche Vermutungen oder Überzeugungen eines Kindes wie Hubert aktiv anzusprechen, wenn man weiß, dass man es mit einem »pfiffigen Kerlchen« zu tun hat, das alles hinterfragt. Besonders die kleinen »Weltenentdecker« im Grundschulalter brauchen hier Ihre Unterstützung! Vor allem gilt dies, wenn ein Kind durch Katastrophen unmittelbar traumatisiert wurde.

Wenn wir die unterschiedliche Wirkung verschiedener traumatischer Ereignisse noch einmal vergleichen: Bringt das Kind den Menschen *ursächlich* mit der Katastrophe in Verbindung, sind nahestehende Menschen für das Kind möglicherweise sogar »hauptverdächtige Verursacher«, so sollte das »Ursachenthema« angesprochen werden. Auch wenn es sich »nur« um eine Naturkatastrophe handelt, konnten Mama und Papa doch nicht helfen, als etwas Schlimmes passiert ist. Bedrückender ist es für das Kind und sein »Urvertrauen« in die Welt jedoch, wenn es selbst der Überzeugung ist, Erwachsene oder sogar die Eltern seien (mit) schuld.

Im Hinblick auf die Traumapsychologie ist für ein Kind auch das Vorhandensein eines sicheren Lebensortes bedeutsam. Wird dem Kind die vertrauteste Lebensumgebung genommen, dann erschüttert das die Seele besonders.

Viele Erwachsene denken in all solchen Situationen nur an die »großen Schäden«. Bitte vernachlässigen Sie bei der Sicht auf die Dinge nicht die Perspektive der Kinder: Für ein Kind ist auch der Tod eines Meerschweinchens manchmal erschütternd, und es braucht deshalb vielleicht mehr Trost als wegen des Verlustes der Wohnung bei einer Überschwemmung. Kinder sprechen den Dingen ihre ganz eigene Bedeutung zu, die erheblich von der Bedeutungszuschreibung der Erwachsenen abweichen kann. Auch für uns scheinbar wertlose Dinge können für Kinder existenziell sein. Kinder haben durchaus schon gelernt, was die Erwachsenen wichtig nehmen und welche kindlichen Werte in der Erwachsenenwelt gar nicht zählen. Sie schämen sich mitunter ab einem bestimmten Alter für ihre kleinen, unbedeutenden

»Schätze«. Seien Sie in solchen Situationen sensibel für die Neigungen des Kindes oder Jugendlichen. Fragen Sie also das Kind, was ihm fehlt, wenn der Raum dafür gegeben ist. So wird dann auch Trost möglich.

Die Prognosen von zunehmenden Naturkatastrophen – Beispiele sind die vermehrten Flutkatastrophen der letzten Jahre u. a. in Deutschland oder zunehmende tropische Stürme usw. – werden auch aus traumapsychologischer Sicht in Zukunft eine Rolle spielen, wenn Kinder selbst bedroht werden oder Zeugen von Schreckensereignissen werden.

Professionelle Ersthelfer sind nicht immer gleich vor Ort und haben auch nicht immer eine notfallpsychologische Ausbildung erhalten. Deshalb sollten psychologische Laien – ob in der Rolle der betroffenen Eltern oder des Lehrers, Kindergärtners usw. – etwas von den Wirkungen von Traumatisierungen und von einfachen Hilfemaßnahmen verstehen: in der Akutsituation und für die Zeit danach. Notfallpsychologisches Wissen ist leider bei der Polizei und im Rettungswesen noch nicht allgemein verbreitet. Doch entwickeln Polizei und Feuerwehr sowie zivile Hilfsorganisationen in den letzten Jahren zunehmend ein Bewusstsein für die psychologische Dimension von Unfällen, Gewalttaten sowie sogenannten »Großschadensereignissen«, bei denen viele Menschen in Mitleidenschaft gezogen werden. In Hamburg erhalten Polizeibeamte sowie Mitarbeiter vom Kriseninterventionsteam des Deutschen Roten Kreuzes beispielsweise seit längerem ein traumapsychologisches Basiswissen, um in den Momenten der größten Not von Kindern und Jugendlichen und ihren Familien kompetent zu helfen und geeignete weitere Hilfemaßnahmen einzuleiten. Auch treffen sich Vertreter dieser und anderer Institutionen regelmäßig mit der Trauma-Ambulanz, um aus traumapsychologischer Sicht miteinander über die Einsätze zu sprechen und das eigene Handeln im Sinne einer Stressreduktion für die Kinder zu verbessern.

Unter Umständen können Kinder als Opfer von Naturkatastrophen aber auch Zeugen menschlicher Solidarität und Hilfsbereitschaft werden. Gerade bei kleineren Kindern, deren Wahrnehmung noch nicht so auf materielle Dinge und deren Verlust ausgerichtet ist, kann eine solche Situation hier auch zu Zuversicht, Glaube in den Halt innerhalb der menschlichen Gemeinschaft und so zu Wachstum führen. Entwicklungsbedingt sind hier die *Qualität einer tragenden Beziehung* und die einfache Befriedigung primärer Bedürfnisse wie Hunger,

Durst, Wärme usw. wichtig und machen das Leben lebenswert. Wenn der ungeliebte Nachbar zum (Überlebens-)Helfer wird, ein unbekannter Mann einem hungrigen kleinen Mädchen eine Banane schenkt, die er selbst gerade erhalten hat, dann wird für das Kind menschliche Solidarität spürbar. Einige, wenngleich wenige Erwachsene, die den Zweiten Weltkrieg als Kindergartenkinder erlebten, haben das, was für die Erwachsenen und ältere Geschwister Flucht und Entwurzelung war, eher als Abenteuer empfunden, wenn die Verhältnisse nicht die Familie zerrissen haben, tragische Ereignisse nicht direkt vor den Augen der Kinder passiert sind und die Eltern in der Lebenssituation halbwegs psychisch und körperlich »stabil« geblieben sind. Hier wird besonders deutlich, was eigentlich für jede Extrembelastung von Menschen gilt: Sie trägt fast immer auch eine Chance für Wachstum in sich.

## Technische Unfälle

Unfälle und Gewalterfahrungen sind in der westlichen Welt die häufigsten Gründe dafür, dass Menschen traumatisiert werden. Gerade bei der Gruppe der Kinder sollte man den seelischen Folgen solcher Geschehnisse in Zukunft mehr Aufmerksamkeit schenken. Vor allem Unfälle machen es nötig, dass der informierte Laie hilft. Sie als Eltern sind oft nicht anwesend, und jeder erwachsene Bürger sollte für Kinder in der Umgebung sensibel sein, die möglicherweise schockierende Unfälle erlebt haben. Der gut informierte Laie sollte in solchen Situationen fähig sein, die Eltern zu vertreten und zu helfen, wenn diese selbst nicht da sein können. Er sollte in der Lage sein, dafür Sorge zu tragen, dass dem betroffenen Kind Zuwendung zuteil wird. Sie selbst als Eltern, Lehrer auf dem Schulhof, auf dem sich akut ein Unglück ereignet, oder auch als Passant auf der Straße können zum Wohl des Kindes beitragen, wenn Sie ihm aus einem augenblicklichen Schockzustand heraushelfen. Die ersten Momente zählen. Später haben Sie es als Eltern leichter, dem Kind Ihre Hilfe anzubieten, wenn andere Erwachsene in der Akutsituation stellvertretend die »tragende«, Sicherheit gebende Rolle der Eltern übernehmen konnten. Jeder von uns kann sich plötzlich in einer solchen Rolle wiederfinden: als Ersthelfer für sein eigenes Kind oder das seines Nachbarn.

## Außerhäusliche Gewalterfahrungen

Erlebt ein Kind tätliche Gewalt durch Menschenhand, direkt oder mittelbar – z. B. als Zeuge –, dann wird sein Vertrauen in menschliche Beziehungen grundsätzlich erschüttert. Am meisten wird immer auch die Beziehung zu den eigenen Eltern beeinträchtigt. Hier ein Beispiel, bei dem es um die Kinder im *Umfeld* der Ereignisse geht, die zu einer Art *emotionalen Infektion* in der Nähe des Opfer-Kindes führen:

> *Im Umfeld der Grundschule hat die Mutter eines Schulkindes ihren Sohn auf ungewöhnlich grausame Art körperlich misshandelt. Über eine Meldung der Nachbarn kam es zu einem Polizeieinsatz mit Verhaftung der Frau. Der Fall hat die (Schul-)Öffentlichkeit erreicht. Klassenkameraden und andere Schüler haben von dem Vorfall detailliert Kenntnis erhalten. Der Sohn wurde vom Jugendamt in Obhut genommen. Die Lehrer hören von vielen Schülern: »Kann es passieren, dass meine Mama mich auch fast tothaut?« Einige Schüler, die aus belasteten häuslichen Verhältnissen kommen, in denen die Lehrer Gewalterfahrungen mutmaßen, sind »schlecht drauf«: Sie wirken auf die Lehrer verstört, ängstlich, unkonzentriert und irgendwie abwesend. Eltern berichten über Schlafstörungen und verschiedene Angstsymptome bei ihren Kindern. Es entsteht der Eindruck, dass auch sonst vitale und unerschrockene Kinder plötzlich Ängste vor ihren eigenen Eltern entwickeln. Die Schulleitung wendet sich an Mitarbeiter der Trauma-Ambulanz. Der so gebildete Krisenstab erstellt einen Plan, wie Kindern und Eltern geholfen werden kann, um mit den Ängsten der Kinder angemessen umzugehen.*

Das Beispiel zeigt, dass es wichtig ist, sich auch den Kindern zuwenden, die *nicht direkt von der Gewalt betroffen* sind, aber dennoch leiden und psychisch geschädigt werden können. Es zeigt, wie Kinder im Umfeld bei traumatischen Ereignissen geradezu »emotional infiziert« werden können. Angst ist das für das Überleben am meisten notwendige Gefühl, daher haben Kinder ein besonderes Gespür für Ereignisse der geschilderten Art. »Lauert vielleicht auch bei mir eine derart große Gefahr in meiner Umgebung? Was muss ich tun, um mich zu schützen?« – Dies sind eher unbewusste Vorstellungen von Kindern, die Zeugen derartiger Geschehnisse werden.

Noch heftiger breiten sich bei Kindern Angstvorstellungen aus, wenn es um den gewaltsamen Tod von Menschen, vor allem von anderen Kindern, geht. Bei Kindern, die selbst erlebt oder davon erfahren haben, wie in ihrem Umfeld Menschen getötet wurden, ist mit einem besonderen »Infektionsrisiko« der Angst zu rechnen. Und Kinder reden nicht über ihre Ängste, je realer und bedrohlicher sie diese erleben. Hier ist es wichtig, dass Erwachsene lernen, diese Kinder in Gruppen wie in der Schule, im Kindergarten oder im Sportverein etc. zu erkennen.

Das Management solcher Krisensituationen im institutionellen Umfeld – wie Kindergarten, Schule etc. – erfordert eine sehr differenzierte Vorgehensweise, die im Rahmen dieses Buches nicht vollständig vorgestellt werden kann. In Hamburg arbeiten Trauma-Ambulanz, Schulbehörde und andere Institutionen gemeinsam an der Verbesserung von Handlungskonzepten im Kontext »Schule und Gewalt«. Es wäre wünschenswert, wenn in Zukunft bundesweit für die aufgeführten Institutionen Handlungsleitlinien und Fortbildungsmaßnahmen angeboten würden, damit Lehrer, Erzieher etc. für das Thema Gewalt in all seinen Erscheinungsformen sensibilisiert sind. Erfurt, Emsdetten[4] – was hier geschehen ist, ist, bezogen auf Gewalt z. B. an Schulen, nur die Spitze des Eisbergs.

Bei allen Bemühungen um Gewaltprävention werden wir Gewalt nie ganz verhindern können – und deshalb ist es wichtig, für eine gute Primärversorgung zu sorgen. Kinder sind in der Regel dankbar, wenn sie auf die Themen, die sie bedrücken, angesprochen werden. In dem obengenannten Beispiel aus der Grundschule gab es Kinder, die erheblich von irrationalem Ängsten betroffen waren; Gespräche im Klassenverband und die Anleitung der Eltern auf einem Elternabend konnten hier sehr helfen.

Was erleben nun Kinder, die *direkt* Opfer werden: weil sie Gewalt am eigenen Körper erfahren oder weil sie Zeuge sind, wie einem anderen Kind Gewalt angetan wird? Auch hierzu wieder ein Beispiel:

*Die 13-jährige Janna, ein allseits beliebtes Kind und Klassensprecherin, wird am Ende der Einkaufspassage von einem Mädchen, welches sie flüchtig vom Schulhof kennt, provokativ angesprochen. Ihre Freundin Jessica ist völlig hilflos und wird von dem Mädchen weggeschubst. Dieses meint, Janna solle sich nicht immer so breitmachen. Janna weicht aus, sie wird von dem anderen Mädchen etwa ihres Alters am Weitergehen gehindert. Als sie losrennen will, wird sie festgehalten, und hinter der nächsten Straßenecke erscheinen fünf weitere, auch ältere Mädchen. Sie umstellen Janna und bedrängen sie immer weiter, bis die Gruppe unter entwertenden Beschimpfungen anfängt, Janna fast bis zur Bewusstlosigkeit zu schlagen und zu treten. Jessica steht etwas abseits und kann nichts tun. Erst ein Passant kann Janna von der Bande befreien.*

Das Potenzial an seelischer Zerstörung ist dann besonders groß, wenn das Kind Gewalt durch andere Menschen erfährt. Das oben beschriebene »Urvertrauen« wird hier am meisten in Mitleidenschaft gezogen. Die inneren Vorstellungen von der menschlichen Beziehung als tragend und gut werden nachhaltig beschädigt. Ein solches Kind braucht besondere Unterstützung. Möglicherweise braucht es auch eine professionelle Einschätzung der möglichen *gesamten* Belastung in seinem ganz individuellen Kontext: Besteht auch vor dem Ereignis gerade eine besondere Belastung, weil vielleicht die geliebte Großmutter verstorben ist, die Versetzung in die nächste Schulklasse gefährdet oder die erste »große Liebe« just gescheitert ist? Gewalterfahrungen gehen besonders häufig – wie es später auch bei Janna diagnostiziert wird – mit Symptomen einer Posttraumatischen Belastungsstörung einher.

Für solche Kinder gilt es als akute Maßnahme, zunächst die realen Verhältnisse zu klären: Das Kind braucht zunächst die Klarheit: »es ist vorbei« – die Gewalt hat *sicher* ein Ende. Das gilt für ein Kind, das selbst Opfer, wie für eines, das Zeuge war. Das »Opferkind« braucht neben »Erster Hilfe« durch Passanten (vgl. Kapitel 3) wahrscheinlich vor Ort sofortige Unterstützung durch psychosoziale Opferhelfer, später möglicherweise eine professionelle Behandlung durch einen Traumatherapeuten. Für das »Zeugenkind« sollten Sie mindestens an eine *Beratung* durch einen Traumatherapeuten denken.

## Häusliche Gewalterfahrungen

Ereignet sich Gewalt im familiären Umfeld, so sind in der Regel die Kinder am meisten seelisch geschädigt. Die Menschen, die Fürsorge geben sollen, werden zu Tätern. Das führt zu oft schwer auflösbarem Misstrauen in Beziehungen generell.

Die Kinder sehen sich unbewusst irgendwann auch vor der Frage: Werde ich Opfer oder selbst Täter? Mädchen ziehen sich mit ihrem

Leid tendenziell auf sich selbst zurück: Sie zeigen selbstverletzendes Verhalten, leben als Jugendliche oder Erwachsene wiederholt in Beziehungen, in denen ihnen Gewalt angetan wird, und flüchten sich in die Opferrolle. Dies bietet zum einen den trügerischen Schutz vor *schmerzlichen Gefühlen, aber um den Preis von Schmerzen im Körper*: »Bleibe ich bei gewaltvollen Beziehungen, ist das meine »Normalität«, dann spüre ich nicht den Schmerz und nicht den *Verlust* an liebevoller Beziehung, die ich in der Familie nicht erfahren habe.« Zum anderen haben viele Opfer die Hoffnung: »Vielleicht werde ich diesen Menschen an meiner Seite dazu bringen, mich und meine Würde zu achten?« Sie haben die Hoffnung, den Freund anstelle des gewalttätigen Vaters »zu heilen«. Jungen werden oft eher selbst zum Täter und schützen sich durch die eigene Gewalt und die Erfahrung der »Allmacht« über das Opfer vor den eigenen Ohnmachtserfahrungen – wenn sie selbst die (vom Vater) Geschlagenen waren. Beachten Sie bitte auch die letzten Ausführungen im Abschnitt »Sexueller Missbrauch« zum grundsätzlichen Umgang mit dem Verdacht auf kindliche Gewalterfahrungen.

## Sexueller Missbrauch

Sexuelle Gewalt ist eine besonders perfide Art des körperlichen *und* emotionalen Missbrauchs. Dabei werden verschiedene kindliche Bedürfnisse im Dienste der Sexualität des Erwachsenen bösartig missverstanden. Was ist sexueller Missbrauch eigentlich? Wenn ein sexuell reifer Mensch ein Kind im Sinne der Befriedigung eigener, erwachsener sexueller Bedürfnisse zu sexualisierten Handlungen an sich selbst oder einem anderen oder zum Zuschauen bei sexuellen Handlungen nötigt.

**Sexuelle Gewalt am Kind bedeutet:**

- einen Missbrauch der kindlichen Bereitschaft, Anweisungen von Erwachsenen Folge zu leisten;
- einen Missbrauch der kindlichen Bereitschaft, für das eigene kindliche Handeln Verantwortung zu übernehmen;
- einen Missbrauch der mangelnden kindlichen Fähigkeit, zwischen liebevoller Zuwendung und Ausbeutung zu unterscheiden.

**Sexuelle Gewalt am Kind innerhalb der Familie bedeutet:**

- einen Missbrauch der kindlichen Zärtlichkeitsbedürfnisse gegenüber den Eltern;
- die Generationen- und Rollengrenzen zwischen Kind und Eltern zu übertreten;
- einen Missbrauch der kindlichen Bereitschaft, den Eltern einen Gefallen zu tun;
- nicht nur körperliche Handlungen mit/vor dem Kind zu vollziehen, sondern das Kind auch emotional durch sprachliche Äußerungen und bewusste Zeugenschaft erwachsener Sexualität zu missbrauchen.

Kinder zeigen nach Missbrauchserfahrungen nicht selten sexualisierte Verhaltensweisen: im Umgang mit anderen Kindern und Erwachsenen oder indem sie die traumatischen Erfahrungen in Handlungen im Spiel – mit Spielsachen – wiederholen (s. o.). Sie ecken mit ihrem Verhalten an. Diese Form von Missbrauch löst bei den meisten Menschen eine Posttraumatische Belastungsstörung aus. Alle Symptome können auftreten. Immer wieder muss der verletzte Teil der Seele des Kindes »die Augen zumachen«. Der gewalttätige Elternteil oder die Mutter, die die Gewalt des Vaters am Kind zugelassen hat, können beide nicht »ganz« wahrgenommen werden (eine Seite von ihnen – das Gewalttätige oder das Geschehenlassen der Gewalt – muss vom Kind ausgeblendet werden), und so wird das Gefühl der Verletzung, Demütigung, Wut überwältigend. Es entsteht etwas, das ein Wissenschaftler eine »scheinbar normale Persönlichkeit« nennt: All die verletzten, verzweifelten, gedemütigten, traurigen und wütenden Teile des »Ich« werden durch das Gedächtnis (zeitweise) »abgespalten« und im Inneren der Seele verborgen, um den Kontakt zu den Versorgern irgendwie auszuhalten. Hierzu wieder ein Beispiel:

*Der 17-jährige Gymnasiast Michael wurde im Alter von 8 bis 12 Jahren regelmäßig von seinem Vater sexuell missbraucht. Die 14-jährige Schwester von Michael wusste von den Vorfällen. Der Vater hatte die Kinder immer wieder bedroht, dass etwas Schlimmes passieren werde, wenn sie über die »Sache« redeten. Über der Familie hing der Bann des Schweigens. Nach außen stellte sich die Familie als intakt dar. Michael war ein guter und beliebter Schüler, war eher zurückgezogen und vermied es, über sich, sein*

*Zuhause zu sprechen oder Freunde dahin einzuladen. Eines Tages brach es aus Michael heraus, und er tötete den Vater auf äußerst brutale Art und Weise, um sich danach selbst umzubringen.*

Wenn Sie den Verdacht haben, dass ein Kind sexuell missbraucht wird, sollten Sie überprüfen, welche Möglichkeiten Sie haben: Können Sie dem Kind wirklich hilfreich sein? Sorgen Sie für sich und das Kind für Beratung und Hilfe von den zuständigen Institutionen (Jugendamt, Opferhilfeeinrichtungen, Familiengericht). Vermeiden Sie gleichzeitig unbedingt falsche Anschuldigungen von Menschen im Umfeld des Kindes!

Bitte beachten Sie: Falsche Beschuldigungen bezüglich eines sexuellen Missbrauchs oder häuslicher Gewalterfahrung können das Kind und seine Familie auf das Schlimmste traumatisieren und die Familie durch die Folgen zerstören! Gleichzeitig ist es ebenso fatal, wenn man einen Verdacht, der sich später bestätigt, unbeachtet gelassen hat!

Auch eine Trauma-Ambulanz kann manchmal eine erste Beratung anbieten. In Hamburg arbeitet diese Institution eng mit der Opferhilfestelle des Instituts für Rechtsmedizin an der Uniklinik zusammen, die gegebenenfalls anonym Beratung und Untersuchungen anbietet. Erkundigen Sie sich nach den Möglichkeiten in Ihrer Region.

## Verlust eines nahestehenden Menschen

Wenn ein Kind ein Geschwisterkind, einen Freund oder gar einen Elternteil plötzlich durch Tod verliert oder für immer von ihm getrennt wird, bedeutet dies oft eine seelische Traumatisierung, die auch mit einer Trauma-Folgestörung im engeren Sinne einhergehen kann.

Manchmal ist die dauerhafte, irreversible Trennung für das Kind schwerer zu ertragen als der Tod eines nahen Menschen. Die Hoffnung, dass es vielleicht doch eine neue Begegnung geben kann, verbaut dem Kind die Chance, etwas *abzuschließen*. Die psychische Wunde kann sich nicht schließen.

Wir alle verlieren irgendwann in unserem Leben Menschen an den Tod. Zeitpunkt, Art, eigene Verfassung und die Unterstützung, die uns danach zuteil wird, entscheiden darüber, ob wir dauerhaft »geschockt«

werden, ob in der Zeit danach Trauer und Abschiednehmen möglich werden. Erlebt ein Kind, dass der schwerkranke Vater nach einem Jahr des Leidens wie »angekündigt« und erwartet verstirbt, so ist das für das Kind eine Extrembelastung, die aber durch die Restfamilie und Freunde etc. aufgefangen werden kann. Der Schmerz findet in den Armen der Mutter in Tränen »Lösung«. Sind die Umstände aber unberechenbar, überwältigend und entsprechen sie den Kriterien einer traumatischen Situation, so ist auch mit einer Trauma-Reaktion zu rechnen (die typischen Phasen, in denen ein Trauerprozess abläuft, finden Sie vielfach in anderen Publikationen dargestellt).

## Wie Schuldgefühle Kinder nach traumatischen Erfahrungen belasten können

Das folgende Beispiel macht deutlich, wie (auch kleine) Kinder Verantwortung für Situationen übernehmen, ohne dass sich die Erwachsenen im Umfeld darüber Gedanken machen:

*Der 13-jährige Lars wird wegen Konzentrationsstörungen und Anzeichen von übergroßer Nervosität in der Ambulanz vorgestellt. Die Anamnese (Krankengeschichte und Entwicklungsgeschichte) ergibt, dass Lars als 5-Jähriger beim Toben seiner hochschwangeren Mutter versehentlich auf den Bauch gesprungen ist. Der Mutter sei es in seiner Gegenwart wegen plötzlicher heftiger Schmerzen sehr schlecht gegangen, der Vater habe einen Krankenwagen gerufen. Die Mutter habe im Krankenhaus den Bruder tot entbunden, habe das Krankenhaus selbst körperlich unbeschadet verlassen können. Die Mutter habe sich in der Folge mit einer depressiven Reaktion viele Monate von der Familie zurückgezogen und auch für Lars nur wenig inneren Raum gehabt.*

*Der Junge berichtete dann im Einzelkontakt über jahrelange wiederholt auftretende Flashbacks und Alpträume bezüglich der Szene, als er seiner Mutter auf den Bauch gesprungen sei. Am meisten quälten ihn aber Schuldgefühle: Er wähnte sich verantwortlich für den Tod des ungeborenen Bruders und das Leid seiner Eltern, vor allem der Mutter. Nie habe er mit jemandem über seine Not gesprochen. In der Folge konnte durch Gespräche mit der Familie und dem Jungen sowie eine Traumatherapie die diagnostizierte Posttraumatische Belastungsstörung erfolgreich behandelt werden.*

Das Beispiel zeigt, wie vor allem Schuldgefühle nach dem Tod eines nahe stehenden Menschen Kinder in Mitleidenschaft ziehen können. Hierauf sollten Sie bei Kindern und Jugendlichen besonders achten. Nicht selten sind die Schuldgefühle genauso quälend wie beispielsweise Flashbacks oder Zeichen von Übererregung.

Allerdings haben auch Schuldgefühle ihren Sinn. Kinder entwickeln sie, auch wenn ein direkter Zusammenhang zwischen dem eigenen Verhalten und den Ereignissen *nicht* zu erkennen ist: Die Schuld ist wie ein »Gegengift« zu dem unerträglichen Gefühl: »Ich konnte nichts tun«. Die traumatische Ohnmacht wird etwas erträglicher, wenn das Opfer ein neuerliches Drama wenigstens für die Zukunft eingrenzen kann: »Ich war schuld, habe *nicht richtig gehandelt, deshalb* ist alles passiert. Ich muss mich in Zukunft nur richtig verhalten, dann passiert so etwas nie wieder.« Die Schuldgefühle wirken auf die Psyche des Kindes natürlich auch schädlich, »giftig«, aber sie sind leichter zu ertragen als die Ohnmacht.

Treten Schuldgefühle im Rahmen von sogenannter Beziehungsgewalt auf, so haben sie noch eine weitere Bedeutung: Wenn sich das Kind für das eigene erlittene Leid schuldig fühlt, dann wird der nahestehende Täter und die Beziehung zu ihm quasi geschützt: »Wenn ich (das Kind) nur nicht so böse wäre, dann wäre der Papa nicht so grausam zu mir.« Die Übernahme der Schuld für das Unrecht spricht den tätigen Erwachsenen von seiner Schuld quasi frei und »rettet« so die Beziehung zu diesem. Aufgrund der Schuldgefühle kann dann das gesamte Selbstwertsystem des Kindes oder Jugendlichen zusammenbrechen, die Kinder werden depressiv und teilnahmslos (in Kapitel 3 wird ausführlicher auf den Umgang mit Schuldgefühlen des Kindes oder Jugendlichen eingegangen).

**Die Bedeutung und der Sinn von Schuldgefühlen nach Traumatisierungen:**

- Schuldgefühle wirken wie ein »Gegengift« gegen die traumatische Ohnmachtserfahrung;
- bei Beziehungsgewalt »schützt« die Übernahme von Schuld die Beziehung zum wichtigen Erwachsenen;
- Selbstwertprobleme und depressive Zustände können die Schuldgefühle begleiten oder eine Folge sein.

## Die Kinder von Beslan: Terror-Katastrophen und ihre unsichtbaren Wirkungen

Vom 1. bis 3. September 2004 nahmen tschetschenische Kämpfer die Belegschaft einer Schule (Schüler in Alter von 7–18 Jahren, Lehrer, vermutlich auch Eltern, die am ersten Schultag mit in die Schule gekommen waren) in Beslan im russischen Nordessetien als Geiseln. Bei der Befreiung (Erstürmung) der Schule wurden viele Menschen getötet (nach offiziellen Angaben 331, Hilfsorganisationen sprachen von mindestens 900 Toten).

Die gräuliche Dimension terroristischer Aktivitäten wie in Beslan, wo Kinder bei einem terroristischen Anschlag Opfer waren, die tagelang gewaltsam in einer Schule als Geiseln gefangen gehalten worden waren, hat eine besonders stark traumatisierende Wirkung. Wir wollen die Besonderheiten von terroristischer Gewalt aus traumapsychologischer Sicht einmal zusammenfassen:

**Besonderheiten terroristischer Gewalt sind:**

- Die Täter gehen geplant so vor, dass jeder Respekt vor der Menschlichkeit aufgehoben wird. Es kommt in der Regel zu einer grausamen Serie von Traumatisierungen in zeitlich kurzer Folge.
- Nicht ein Einzelner – eine »Ausnahmeerscheinung« menschlicher (Un-)Natur – ist verantwortlich für die Gewalt, sondern in der Regel eine Gruppe von Menschen, die gegen Kinder vorgehen, was den Schaden für das Vertrauen in die Beziehung zu Menschen und in die Gesellschaft vergrößert.
- Die Folge ist eine extrem veränderte Sicht auf die Welt und sich selbst.
- Es kommt zu einer gezielten Aufhebung des Respekts vor dem kindlichen Schutzbedürfnis und Anrecht auf Unversehrtheit (im Tierreich z. B. als »Welpenschutzmechanismus« bei ausgewachsenen Hunden biologisch verankert).
- Traumatisierungen führen in der Folge zu erheblichen, tiefsitzenden psychischen Deformierungen, in denen sogar die Täter idealisiert werden können (sogenanntes Stockholm-Syndrom).
- Elterliche Allmacht und elterlicher Schutz erscheinen unwiderruflich als Illusion, mit weitreichenden Folgen für die gesamte psychosoziale Entwicklung.
- Insbesondere Klein- und Kindergartenkinder mit einem höheren Schutzbedürfnis und ohne die Chance, mit Hilfe des Verstandes die Situation einzugrenzen, erleiden extremen Schaden.

- Vom Kind möglicherweise anerkannte und idealisierte öffentliche Hilfesysteme, »Ordnungsmächte« (Polizei, Feuerwehr, Militär), können nicht helfen; in den Augen des Kindes erscheinen sie ebenfalls als ohnmächtig oder aber sie verunsichern/traumatisieren ihrerseits möglicherweise zusätzlich durch notwendiges gewaltsames Vorgehen gegen die Täter.

Wie terroristische Gewalt erfahren und die traumatische Situation intellektuell eingeschätzt wird, ist zunächst natürlich wiederum von der Auffassungsgabe und vom Entwicklungsstand des Kindes abhängig. Ein Säugling kann die Situation möglicherweise als weniger belastend erleben als der 7-jährige Junge, der weiß, dass Waffen töten können. Er kann die Ermordung einer Geisel intellektuell nachvollziehen.

Alle Kinder, die eine solche Strapaze überlebt haben, bedürfen intensiver traumapsychologischer Hilfe. Sind dermaßen viele Kinder betroffen wie etwa in Beslan, so ist eine umfassende, stabsmäßig organisierte fachliche Hilfe notwendig. Dies übersteigert die Möglichkeiten von Laien. Eine Therapie der Opfer muss dann ebenfalls durch Profis durchgeführt werden.

Zunehmende terroristische und andere gewaltsame Zwischenfälle machen deutlich, dass übergeordnete staatlich organisierte Handlungskonzepte nötig sind, um große Gruppen von traumatisierten Kindern, Jugendlichen und ihren Eltern akut zu versorgen. Diese Konzepte sollten in Zukunft von Polizei, Bundeswehr und Katastrophenschützern, Rettungswesen und medizinischen Berufen gemeinsam und in Kooperation mit Traumaspezialisten für Kinder und Jugendliche und ihre Familien erarbeitet werden.

## Ein geschichtlicher Überblick: von Achilles über die Vietnam-Veteranen zum seelisch traumatisierten Kind

Bereits die Antike kannte Symptome einer Posttraumatischen Belastungsstörung; Homer beschrieb in seiner Ilias solche Symptome, wenn Achilles den hinterhältigen Mord durch Hektor an seinem Gefährten Patroklos verarbeitet. Auch unsere Sprache enthält ein Wissen über die mögliche Wirkung schwerer seelischer Schockzustände: Etwas unfassbar Belastendes ist zum »Haareraufen«, angesichts einer Katastrophe bleiben Menschen »wie angewurzelt stehen«, wenn uns etwas Schreckliches widerfahren ist, »läuft es uns kalt den Rücken herunter«.

Trotz dieses Wissens blieben Menschen mit psychischer Traumatisierung in der Geschichte der Menschheit oftmals unversorgt, wurden wegen ihrer Symptome ausgegrenzt, lebten verzweifelt und einsam mit ihrer inneren Katastrophe, geschüttelt von überwältigenden Bildern des menschlichen Abgrunds, den sie erlebt hatten. Gerade in Deutschland gab es mit den Kriegsheimkehrern und den »Trümmerfrauen« (und Kindern) viele seelisch schwerverletzte Menschen, die sich mit ihrem inneren Erleben und ihren grausigen Erinnerungen – aus Furcht vor Ausgrenzung und davor, als psychisch krank geächtet zu werden – nicht mitzuteilen wagten.

Ihre Art, mit der Traumatisierung umzugehen, wirkt über die Generationen noch bis in die heutigen Beziehungen der Menschen hinein nach – eigene Verletzungen wurden z.B. über Gewaltausbrüche und Schuldvorwürfe an die nächste Generation weitergegeben, wie dies vor einigen Jahren Sönke Wortmanns Film »Das Wunder von Bern« poetisch verdichtet dargestellt hat: Der offenkundig durch Traumatisierungen im Krieg und im Arbeitslager total wesensveränderte »Spätheimkehrer« tyrannisiert seine ganze Familie, weil er, durch seine inneren Krisenzustände offenkundig überfordert, immer wieder aggressiv ausbricht; er droht dadurch die Familie zu zerstören. Der Ausgang des Films, die Heilung einer so schweren Störung ohne professionelle Behandlung, erscheint aus traumapsychologischer Perspektive unrealistisch. Meist sind diese schwer beschädigten Menschen in ihrem Leid unerkannt geblieben, wurden »psychiatrisiert«, ohne dass die Ursachen ihres seelischen Leids richtig diagnostizierbar gewesen wären; anders als heute verfügte die Psychotherapie und Medizin damals noch nicht über Diagnosekriterien und angemessene Behandlungsstrategien. Viele Menschen haben sich durch ihre Verhaltensauffälligkeiten gesellschaftlich isoliert, sind dem Alkoholkonsum verfallen, da dieser tragischerweise gut den beschriebenen Flashbacks entgegenwirkt.

Warum entwickeln einige Soldaten in Kriegen Psychotraumastörungen, andere nicht? Warum weiß die Militärpsychiatrie zu berichten, dass es Konfliktsituationen gibt, in denen besonders viele Kämpfer psychisch zusammenbrechen, während dies in anderen weniger oft geschieht? Der Krieg, das organisierte Töten, läuft nach Regeln ab, welche die Schrecken des Kampfes mindern und die Einsatzfähigkeit der Truppen sichern: »Der Feind« wird entmenschlicht, was die natürliche Aversion des Menschen, seinen Artgenossen zu töten, vermindert. Die Entpersonifizierung wird durch die Uniform, den Sprachstil, die Versachlichung der menschlichen Tragödie des Krieges erreicht. Trotz allen Tötens gelten auf dem Schlachtfeld im Regelfall bestimmte Gesetze. Auch dem getöteten Feind wird eine menschliche Würde gelassen, den gegnerischen Truppen wird nach der Schlacht beispielsweise die Beisetzung der Opfer ermöglicht, bestimmte Waffensysteme sind allgemein verboten, etc. Die Zivilbevölkerung, Frauen und Kinder werden »nach Möglichkeit« verschont.

Wird für den Soldaten jedoch das *Gesicht* des Leids sichtbar, ist er Zeuge, wie gegen ausgesprochene oder unausgesprochene Gesetze verstoßen wird: *sieht* er, wie z. B. Kinder getötet werden, so bricht der psychische Abwehrschild gegen die Wahrnehmung des individuellen Leids zusammen, es findet ein Realisationsprozess statt, der eine Fortsetzung des kriegerischen Handelns unmöglich machen kann. Der Soldat kann mit dem Opfer derart identifiziert sein, dass er eine Traumastörung entwickelt. Noch unausweichlicher ist dann das eigene ohnmächtige Ausgeliefertsein an eine existentielle Bedrohung, verbunden mit der Möglichkeit eines psychischen Zusammenbruchs.

Im Ersten Weltkrieg ist man den Symptomen nach extrem belastenden Erlebnissen auf dem Schlachtfeld »wissenschaftlich« nachgegangen. Über die Untersuchungen der sogenannten »Kriegszitterer« gibt es beeindruckende Filmaufnahmen. Die meisten der schwer traumatisiert wirkenden Patienten wurden, als Simulanten gebranntmarkt, wieder aufs Schlachtfeld geschickt – aus traumapsychologischer Sicht eine unsägliche Katastrophe für die betroffenen Soldaten.

Im Vietnamkrieg wurden durch seine lange Dauer und eine Kriegsführung außerhalb der »Regeln« besonders viele Soldaten traumatisiert. Unvorhersehbarkeit des Ausgangs des Kampfes, Trennung von Kameraden, anhaltende tödliche Bedrohung, Missachtung der Menschenwürde durch die Gegner und die eigenen Truppen, Erleben eigener Schuld, körperliche und psychische Auszehrung – dies sind die Gesichtspunkte, die eine erhöhte Verwundbarkeit der Psyche der beteiligten Soldaten erklären können. Die Zeichen von Verstörung bei den Vietnamsoldaten waren die Grundlage für erste Forschungsbemühungen zum Traumathema.

Heute verfügen die westlichen Streitkräfte über traumapsychologisch ausgebildete Psychiater, welche die Truppen zum einen im militärischen Konfliktfall aus psychologischer Perspektive durch mentale Strategien vor Traumatisierungen schützen, zum anderen traumatisierte Soldaten nach dem neuesten Stand der Wissenschaft akut psychotherapeutisch zu behandeln wissen.

Im 19. Jahrhundert haben Charcot (1887), Oppenheim (1889) und Janet (1901) den Begriff Trauma eingeführt und weiter differenziert. Der Begründer der Psychoanalyse, Sigmund Freud, hat sich zunächst auch intensiv mit dem Traumathema beschäftigt und als Psychiater die sexuelle Ausbeutung von Kindern als Trauma-Ursache angenommen (Freud 1896). Später hat er sich von dieser Thematik wieder abgewandt – warum? Verschiedene Ursachen werden heute diskutiert. Möglicherweise waren prüde gesellschaftliche Rahmenbedingungen ein Grund dafür, Sexualität – und dann noch sexuelle Abartigkeiten – eher zu tabuisieren: und auch die Forscher, die sich mit diesen Themen beschäftigten.

Auch in der Zeit nach dem Zweiten Weltkrieg haben viele Psychoanalytiker eine Lehrmeinung vertreten und geprägt, die das »Realtrauma« in zwischenmenschlichen Beziehungen bewusst vernachlässigt und Traumata dem Bereich der Fantasie zugeordnet hat. Traumatisierungen außerhalb von Beziehungen wurde wenig oder gar keine Bedeutung beigemessen.

Während der Zeit des Naziregimes waren viele Therapeuten selbst Opfer des Holocaust. Damals haben Opfer des Naziterrors als Psychotherapeuten andere Opfer behandelt. Von der Seite der Therapeuten und Patienten wurde das Thema der eigenen Traumatisierung ausgespart, wie die Therapieforschung aufzeigt. Zu groß war möglicherweise auf beiden Seiten die Angst vor überwältigendem Erinnerungsmaterial. Traumatypische Vermeidungsstrategien nahmen so vielleicht auch auf eine Lehrmeinung Einfluss, die mitverantwortlich für eine professionelle »Trauma-Blindheit« bis vor wenigen Jahren sein mag.

In der zivilen Medizin und Psychotherapie haben wir in den letzten 20 Jahren gerade von der Forschung nach dem Vietnamkrieg sehr profitiert. Zum einen wurde durch die Forschungsergebnisse erstmals die Diagnose einer Psychotrauma-Folgestörung (Posttraumatische Belastungsstörung) möglich, zum anderen wurden erste Behandlungskonzepte erarbeitet, die bis heute eine große Differenzierung erfahren haben.

# Kapitel 2: Wenn die Verletzung einsam macht – Auswirkungen von Traumatisierungen auf das soziale Umfeld

Was eine psychische Traumatisierung für ein Kind bedeutet, zu welchen Problemen in seiner Psyche eine solche schwerste seelische Verletzung führt, das wurde im vorigen Kapitel dargestellt. Im folgenden Kapitel werden nun die »sozialen Folgen« genauer beleuchtet, mit denen Sie nach traumatisierenden Ereignissen rechnen und die Sie beachten sollten, wenn Sie ein Kind nach der Katastrophe richtig verstehen und ihm dann auch die richtige Hilfe zukommen lassen wollen.

Beim Umgang mit schwerst traumatisierten Kindern und Jugendlichen wird deutlich, dass man sie im Zusammenhang mit ihrer sozialen Umwelt betrachten sollte: Da sind die Eltern, Großeltern, Vormünder, Pflege- oder Adoptiveltern, Geschwisterkinder, andere Kinder und Jugendliche, der Freundeskreis, Kinder im Kindergarten, in der Schule, im Sportverein oder Jugendliche am Ausbildungsplatz. Je jünger ein Kind ist, desto abhängiger ist es von Erwachsenen.

Die Erfahrung zeigt, dass Sie gut daran tun werden, zunächst einmal darauf zu achten, ob das Kind schwere direkte »Verletzungszeichen« zeigt, die darauf schließen lassen, dass im Gehirn – wie beschrieben – ein »Notfallprogramm« abläuft; insgesamt sollten Sie aber darüber hinaus auch folgende Punkte beachten:

**Welche Auswirkungen hat die kindliche Trauma-Symptomatik auf die Umwelt?**

1. Bezogen auf *Verhaltensänderungen/-auffälligkeiten.*
2. Bezogen auf die eigene Art, die *Welt* nach dem Trauma zu sehen.
3. Bezogen auf die eigene Art, die *Mitmenschen* zu betrachten und mit ihnen umzugehen.

Wir haben gelernt, dass Kinder, die unter den Folgen einer Traumatisierung leiden, im Rahmen ihrer (unbewussten) Bemühungen, mit den »inneren Wirbelstürmen« umzugehen, nicht selten durch ihr Verhalten auffallen. Sie geraten z. B. leicht außer sich. Eine veränderte Sicht auf die Welt und veränderte Wertvorstellungen können aus einer Traumatisierung resultieren. Ein kleines Kind etwa kann die »Spielregeln« mit anderen Kindern nicht einhalten, weil es an keine Regeln mehr glauben mag. Weiterhin ist die Möglichkeit, einer zwischenmenschlichen Beziehung zu vertrauen, verändert. Wo ich kein Vertrauen in die Beziehung zu anderen Menschen haben kann, werden die Begegnungen mit ihnen z. B. oberflächlicher.

In den folgenden Abschnitten werden die wichtigsten sozialen Lebensbereiche des Kindes aus den genannten drei Perspektiven verstanden.

## »Kati will nicht mehr auf meinen Arm – wie soll ich das verstehen?« – Das traumatisierte Kind und seine Eltern

Es werden hier zwei Beispiele vorgestellt, in denen sich auf typische Weise die Konflikte zeigen, die nach der Traumatisierung eines Kindes zwischen ihm und den Eltern auftreten können:

> *Die 4-jährige Kati fährt mit ihrer Mutter im Auto mit, in dem auch noch die Dackelhündin Wölfi sitzt. Als die Mutter wegen einer Öllache abbremsen muss, gerät das Auto ins Schleudern, kommt von der Fahrbahn ab und rast auf den Gehsteig, wo es einen Hund überfährt. Kati sieht den schwer entstellten Körper des toten Tieres und den weinenden Jungen, dem der Hund gehört. Die Insassen bleiben unverletzt, das Fahrzeug wird nicht beschädigt. Die Mutter steht wie ihre Tochter unter Schock, der Vater wird von der Polizei hinzugerufen und bringt beide nach Hause.*
>
> *Das Mädchen ist auch nach dem Unfall still, fällt den Eltern nicht weiter auf. Nachts schläft Kati aber unruhig, wacht oft auf, schreit dann laut, ruft voller Angst etwas wie »Nein, Nein« und ist kaum ansprechbar, beruhigt sich aber dann von selbst.*
>
> *Kati will in den nächsten Tagen nicht mehr auf die Mama hören, ist ihr gegenüber aggressiv, will nicht mehr auf ihren Arm und will partout nicht mehr mit der Mama ins Auto steigen. Die Mutter ist ratlos. Sie fühlt sich wie von der Tochter verstoßen und hat den Eindruck, Kati klammere sich dafür an ihren Papa. Die Mutter gibt vor sich zu, dass sie auch etwas gekränkt ist*

*und auf Anfragen von Kati auch schon schnippisch und gereizt reagiert hat: »Dir einen Kakao zu machen bin ich gut genug, aber sonst lässt du deine Mama nur links liegen und bist ganz schön frech!«*

Nichts ist nach einer Traumatisierung mehr, wie es vorher war. Kinder erleiden nach Traumaerfahrungen seelisch Schiffbruch, wodurch sich auch das Verhältnis zu den Eltern verändern kann. Das Kind sieht die Welt gleichsam durch eine andere Brille, was es sieht, ist vom Trauma und den veränderten Gehirnfunktionen »gefärbt«: Kati berichtet später in der Ambulanz aufgeregt: »Mama hat Wauwau totgemacht. Wauwau hat ganz dolles Aua, der Junge hat geweint!«

Es entsteht der Eindruck, dass von der Mutter hier Hinweisreize für flashbackartige Zustände bei Kati ausgehen: Das Bild der Mutter hat sich im Zusammenhang mit dem Unfall schmerzlich in das Gedächtnis der Kleinen eingebrannt und löst zuweilen möglicherweise traumatische Wiedererinnerungen aus. Die Gedankengänge des Kindes folgen nun der primitiven »Trauma-Logik« im Kopf, die Sie weiter oben kennengelernt haben. Die Gespräche mit Eltern und Kind ergeben, dass genau in diesen Momenten das aggressive Verhalten von Kati auftritt – und gerade dann, wenn die Mama Kati mit dem Wagen z. B. zum Kindergarten fahren will. Kati glaubt mit ihrem kindlichen Verstand offenbar, dass die Mutter auch den geliebten Wölfi verletzen könnte; das wird im Spiel mit dem Mädchen deutlich und kann von Kati ausgesprochen werden. Ein erster Schritt zur Erleichterung aller ist es, gemeinsam mit dem Kind und den Eltern aus traumapsychologischer Sicht die Zusammenhänge zwischen Unfall und Beziehungsschwierigkeiten von Mutter und Tochter zu verstehen und zu erklären. (Wie dieser Weg genauer aussehen kann, wird in Kapitel 3 ausgeführt.)

Hier nun noch das zweite Beispiel:

*Die 13-jährige Tatjana wurde von einem Unbekannten einmalig sexuell missbraucht. Seither leidet sie unter einer schweren Posttraumatischen Belastungsstörung. Im Verlauf der Gespräche mit dem Mädchen und den Eltern berichtet der Vater, dass er den Eindruck gewonnen habe, dass seine Tochter seit dem Ereignis auf ihn »allergisch« und aggressiv reagiere. Die beiden hätten vormals ein herzliches Verhältnis zueinander gehabt. Schamgefühle belasten Tatjana, und erst nach längerer Zeit vertraut sie dem Therapeuten an, dass sie Flashbacks mit Szenen von der Tat erleide, wenn der Vater, zu dem sie zuvor auch immer ein zärtliches Verhältnis gehabt habe, sie berühre. Der Vater ist von der ablehnenden Haltung seiner Tochter fast gekränkt, fühlt sich als Mann aber gleichzeitig schuldig – weil er eben wie der Täter ein Mann ist. Er möchte seiner Tochter helfen und ist selbst hilflos und überfordert. Die Spannungen, die sich in verbalen Auseinandersetzungen zwischen der pubertierenden Tochter und dem Vater entladen, bedeuten für den Vater, aber auch für Tatjana erheblichen zusätzlichen Stress: Es wird plötzlich im Haus geschrien, Türen knallen, das vormals tragende Verhältnis zwischen den beiden wird immer distanzierter. Der Rest der Familie ist ebenfalls aufgrund der heftigen Streitigkeiten zwischen Vater und Tochter angespannt. Vermittlungsversuche der Mutter scheitern, und Tatjana ist innerhalb der Familie zunehmend isoliert.*

Die Beispiele zeigen, dass die primitive »Trauma-Bio-Psycho-Logik«, jenseits des »gesunden Menschenverstands«, die Beziehungen zwischen Kind und Eltern nachhaltig stören kann. Es erscheint als wichtig, hier besonders die Aufmerksamkeit darauf zu richten, weil Sie als Eltern so entscheidend dazu beitragen können, ob es Ihrem Kind nach einer traumatischen Erfahrung in Zukunft besser geht oder nicht. Alle Beteiligten kennen in der Regel die inneren Erfahrungen des Kindes nicht, sie können sich die irrationalen Reaktionen des Kindes oder Jugendlichen nicht erklären und reagieren entsprechend überfordert. Der Vater von Tatjana berichtete z. B., dass er seine Tochter und ihr aggressives Verhalten als respektlos und ihm gegenüber unangemessen erlebte. Sanktionen – wie ein Ausgehverbot – seien schon die Folge mancher Streitigkeiten gewesen. Die Tendenz zu Missverständnissen auf der einen Seite und heftigen Gefühlsausbrüchen auf der anderen hatte sich dadurch in der Familie noch verstärkt.

Wutausbrüche einzelner Familienmitglieder, insbesondere des traumatisierten Kindes oder Jugendlichen, sind ein häufiges Phänomen nach einer Katastrophe. Und die Spannungen steigen, wenn das Kind sich gerade in einer Trotzphase befindet: wenn sich also eines der Kinder in einem Alter ab zwei bis etwa vier Jahren befindet oder gerade zu pubertieren beginnt.

Eine erfolgreiche Versorgung der verletzten kindlichen Seele kann in der Regel deshalb nur durch eine deutliche Unterstützung von Ihnen als Eltern erreicht werden. Der Jugendliche und noch mehr das kleine Kind sind gefühlsmäßig von den versorgenden Erwachsenen abhängig. Hängt der Haussegen wegen mittelbarer und unmittelbarer Folgen der Traumatisierung schief, behindert das den seelischen Prozess der »Wundheilung«.

Im Folgenden werden wichtige Aspekte, welche die Beziehung zwischen Eltern und traumatisiertem Kind oder Geschwistern nach dem Trauma betreffen, zusammengefasst:

**Schwierigkeiten, die zwischen dem traumatisierten Kind und den Eltern nach dem Trauma auftreten können – auf folgende Punkte sollten Sie achten:**

- Das Kind bringt die traumatische Erfahrung ursächlich mit dem Verhalten der Eltern in Verbindung, obwohl die Eltern das Kind nicht böswillig geschädigt haben. Ein Elternteil wird vom Kind gemieden oder sogar angegriffen. Die Schuldzuweisungen des Kindes werden meistens nicht offen ausgesprochen und oft auf Ansprache verleugnet. Hier können Dritte helfen, zwischen den Eltern und dem Kind zu vermitteln. Möglicherweise ist auch eine traumapsychologische Beratung und Unterstützung nötig.
- Z. B. bei Missbrauchserfahrungen werden bei dem Kind oder Jugendlichen durch den Kontakt mit einem der Elternteile traumatische Erinnerungen/Flashbacks ausgelöst. Das Kind reagiert plötzlich ängstlich auf Mama oder Papa. Ein Elternteil wirkt, z. B. aufgrund seines Geschlechts, wie ein Trigger/ein Hinweisreiz für die traumatische Erfahrung. Das Kind/der Jugendliche meidet bewusst oder unbewusst diesen Elternteil. Der Elternteil fühlt sich gekränkt und reagiert verletzt oder verunsichert. In Reaktion darauf entstehen beim Kind Schuldgefühle, massive Konflikte können so den Heilungsprozess des Kindes und auch die Eltern erheblich belasten.
- Sie werden durch die Erfahrung Ihres Kindes an eigene, lange unbeachtete traumatische Erfahrungen erinnert. Die Nähe zu Ihrer eigenen Geschichte – z. B. eine Missbrauchserfahrung, Kriegstraumatisierungen etc. – belastet nun die Beziehung zu Ihrem Kind. Schuldgefühle, weil Sie Ihr Kind nicht vor dieser Erfahrung geschützt haben, quälen Sie und nehmen Ihnen viel Kraft, für das Kind unvoreingenommen da zu sein. Möglicherweise sorgt Ihre Überforderung auch noch dafür, dass Sie dem Kind Vorwürfe machen, es hätte sich durch Gedankenlosigkeit etc. in Gefahr gebracht.
- Bestehende Konflikte innerhalb der Familie werden durch die Ereignisse verstärkt und können massive Ausmaße annehmen. Bedenken Sie immer den Einfluss möglicher traumatischer Erfahrungen eines Familienmitglieds, z. B. eines Ihrer Kinder, wenn bestehende Konflikte extrem heftig

werden und ausarten. (Davon abzugrenzen sind typische, zugespitzte Konfliktsituationen, wenn die Kinder oder Jugendlichen »trotzen«.)

Gleichzeitig werden die Eltern aber auch selbst durch die Ereignisse massiv belastet, nicht selten sogar selbst psychisch traumatisiert. Dann brauchen sie dringend selbst Hilfe, damit sie wieder für das traumatisierte Kind und seine Geschwister da sein und das Alltagsleben bald wieder managen können. Auch eine Paarbeziehung leidet unter Umständen erheblich durch traumatische Ereignisse, die in das Familienleben hereinbrechen. In der folgenden Übersicht werden die wichtigsten Punkte zusammengefasst, bei denen Sie als Eltern im Umgang mit einem traumatisierten Kind Schwierigkeiten haben können:

**Schwierigkeiten, die Eltern und das häusliche Umfeld nach dem Trauma belasten können – auf folgende Punkte sollten Sie achten:**

- Sie werden selbst durch das Leid Ihres Kindes psychisch schwer beeinträchtigt. Anzeichen können sein: Antriebslosigkeit, Schlaf- und Appetitstörungen, andauernd niedergedrückte Stimmung, Gefühl der vollkommenen Überforderung in wichtigen Lebensbereichen, immer wiederkehrende, unkontrollierbare Gefühlsausbrüche, auch verbale und tätliche Wutausbrüche, körperliche Symptome – alles Anzeichen einer depressiven Krankheitsentwicklung oder eines »Burn-out-Syndroms«. Oder es treten Anzeichen einer Posttraumatischen Belastungsstörung auf, wie sie in Kapitel 1 beschrieben worden sind.
- Wird ein Elternteil im engeren Sinne traumatisiert und entwickelt er möglicherweise sogar eine Psychotraumastörung, so entstehen nicht selten Konflikte zwischen den Eltern, die auch zu Trennungen führen können, was die Katastrophe für alle Beteiligten noch schlimmer werden lässt.
- Der nicht durch eine Traumastörung belastete Elternteil kann dann weder das Kind noch seinen Partner verstehen, weil ihm (oder ihr) die innere Erfahrung oder Vorstellung, z. B. von überwältigenden Erinnerungen bei einer Posttraumatischen Belastungsstörung, fremd bleibt.
- Insbesondere das Phänomen »Flashback« entzieht sich dem Verständnis der Menschen, die diese Extremerfahrung der traumatisch erlebten Erinnerungen selbst nicht kennen. Der betroffene Mensch – egal ob Kind oder Erwachsener – erlebt durch die ungewollte »Ignoranz« der anderen Personen im Umfeld eine kritische Vereinsamung mit seinem wiederholten und unbere-

chenbar auftretenden Katastrophenerleben im Inneren. Hier ist dringend und möglichst rasch traumapsychologische, professionelle Vermittlung und Unterstützung für die gesamte Familie vonnöten.

- Mit Ihrem Partner/Ihrer Partnerin treten immer häufiger Streitigkeiten auf, »alte Themen« und Konflikte »kochen« unter der Drucksituation wieder hoch, die Kinder werden irritiert und haben möglicherweise zusätzlich zu den eigenen Schwierigkeiten Angst, die Eltern könnten sich gänzlich zerstreiten oder sogar trennen. Häufig bleiben die Konflikte zunächst wortlos und brechen dann umso heftiger aus einem der Partner hervor.
- Juristische Aspekte der Katastrophe führen zwar häufig zu einer »gerechten« Auseinandersetzung über die Ereignisse, belasten die Eltern und die Beziehung zu den Kindern nach einem Unfall aber auch oft, z. B. wenn ein Gericht gegenüber den Eltern den Vorwurf der Fahrlässigkeit erhebt.
- Ihre berufliche Situation leidet unter den familiären Schwierigkeiten, Konflikte am Arbeitsplatz entstehen oder spitzen sich zu und belasten Sie zusätzlich.
- Durch die Situation gerät die Familie in einen finanziellen Engpass, z. B. erleidet der (selbstständig) berufstätige Elternteil durch die Versorgung des traumatisierten Kindes zu Hause oder eine eigene Beeinträchtigung durch die Ereignisse und Arbeitsunfähigkeit finanzielle Einbußen.
- Bei getrennt lebenden Eltern verschärfen sich bestehende Konflikte; beispielsweise erhebt der getrennt lebende Vater verschärft den Vorwurf der mangelnden Fürsorge für die Kinder und das Kind wird vermehrt in Loyalitätskonflikte gedrängt.
- Bei Traumatisierungen im häuslichen Umfeld hält das Kind die gewohnte Umgebung nicht mehr aus: Örtlichkeiten in der Wohnung oder im Haus oder in der unmittelbaren Umgebung lösen Flashbacks aus. Das »Nest« der Familie wird für das traumatisierte Kind zum »Wespennest«, wenn es dort traumatisiert wurde (beispielsweise nach einem gewaltsamen Einbruch, als das Kind allein zu Hause war).

Die Aufstellung kann hier nur beispielhaft einige häufige Aspekte zeigen, die Eltern, die Partnerschaft der Eltern oder das familiäre Zusammenleben belasten können. (In Kapitel 3 wird gezeigt, wie Sie mit den aufgeführten Schwierigkeiten umgehen können.)

## »Seit der Sache mit dem bösen Mann nervt Clara nur noch!« – Das traumatisierte Kind und seine Geschwister

Geschwisterbeziehungen können die wichtigsten Beziehungen im Leben eines Menschen sein. Wissenschaftliche Erkenntnisse legen den Schluss nahe, dass dies sogar die Regel ist. Wir sollten die Kinder nach einem dramatischen Vorfall in ihrem Verhalten zueinander genau im Blick haben. Welches Kind hat welche Informationen über die Zusammenhänge? Gibt es die Situation, dass einige Geschwisterkinder »Bescheid« wissen, andere (noch) nicht: weil sie aufgrund der äußeren Begebenheiten nichts wissen können oder weil sie die Zusammenhänge noch nicht verstehen (können)? Belastet die »geheime Mitwisserschaft« eines der Kinder? Gibt es Reaktionen des Opferkindes, welche allen auffallen; Auffälligkeiten, die alle anderen betreffen? Zeigt das Opferkind für alle sichtbar ein impulsives, aggressives Verhalten und verletzt andere Geschwister oder sich selbst seit dem Trauma? Wirkt es oft wie »weggetreten«, schreit in der Nacht, zieht sich von allen früher gemeinsamen Aktivitäten zurück, meckert nur noch – scheinbar unbegründet – herum und stört das Spiel oder beginnt plötzlich aus unerfindlichen Gründen zu weinen, wenn die anderen Geschwister mit ihm spielen wollen? (»Seit der Sache mit dem bösen Mann nervt Clara nur noch«, beklagte sich einmal der kleine Bruder eines traumatisierten Kindes.)

All diese typischen Auffälligkeiten nach einer Traumatisierung können die Geschwisterbeziehung nachhaltig beeinträchtigen. Man sagt, Kinder seien »grausam« zueinander, wenn sie gegenseitig die Schwächen beim anderen aufspüren und gelegentlich gerade auf dem »herumhacken«, was das andere Kind am meisten schmerzt. Dies kann auch dem traumatisierten Kind in der Geschwistergemeinschaft so gehen. Das weist dann aber nicht auf eine angeborene Boshaftigkeit der Schwester oder des Bruders hin, sondern ist Ausdruck einer Überforderung oder eigener leidvoller Erfahrungen, die so ihren Ausdruck finden.

Genauso können Geschwisterkinder aber auch das Leid des anderen sensibel empfinden und sich einfühlsam darauf einstellen – auch wenn das nicht immer sichtbar wird und beispielsweise ein älteres Kind in der frühen Pubertät dieses Mitgefühl vielleicht unter seiner »Coolness«, verbirgt. Im Folgenden wird versucht, einige oft auftretende Konflikte und Probleme, die unter den Geschwistern entstehen können, aufzuzählen. Es gibt aber auch positive, heilsame Aspekte in Geschwisterbeziehungen, die in Kapitel 3 aufgeführt werden.

**Folgende Schwierigkeiten treten typischerweise unter Geschwistern auf, wenn eines von ihnen unter einer Trauma-Folgestörung leidet:**

- Die sichtbaren Auffälligkeiten des traumatisierten Kindes verwirren die Geschwister, sie können sich in der Schule nicht mehr richtig konzentrieren, die Gedanken kreisen – oft von den Erwachsenen unbemerkt – ständig um die Nöte des Geschwisterkindes.
- Gehen Sie also nicht davon aus, das Geschwisterkind »bekomme eh nichts mit«, nur weil es nicht über seine Gedanken und Empfindungen spricht.
- Häufig werden die Kinder, die nicht von der Katastrophe betroffen wurden, von heftigen Schuldgefühlen geplagt. Diese betreffen zum einen die Tatsache, dass sie das Unglück nicht verhindert, die Schwester oder den Bruder nicht geschützt haben.
- Zum anderen können Schuldgefühle auftreten, weil das Schlimme dem Geschwisterkind zugestoßen ist und nicht ihnen selbst. Unerkannt können diese Schuldgefühle bei den Geschwistern z. B. zu schweren depressiven Krankheitszeichen, Aufmerksamkeitsstörungen oder Hyperaktivität und Körpersymptomen führen.
- Schon die Mitwisserschaft, z. B. einer Missbrauchssituation, kann bis hin zu Zeichen einer Trauma-Folgestörung führen.
- Die nicht traumatisierten Kinder neigen dazu, eigene Belastungen zu verleugnen.
- Oft schämen sich die Geschwister, dass auch sie unter der Situation des Geschwisterkindes leiden, obwohl sie das Schlimme doch gar nicht selbst erlebt haben.
- *Kleinere Geschwister* erleben z. B. »das große Vorbild«, »den Unterstützer«, als hilflos und unter Umständen als abweisend. Das kleinere Kind leidet unter der plötzlichen Veränderung des Geschwisterkindes. Der »große, starke Bruder« kann nicht mehr helfen. Eine Stütze in der Entwicklung des kleineren Kindes droht wegzubrechen. Plötzlich auftretendes aggressives Verhalten, welches das Kind z. B. von der großen Schwester nicht kennt, kann zu einer völligen Verstörung und Distanzierung führen. Beiden Kindern geht es dann schlechter.
- *Größere Geschwister* erleben das kleinere, traumatisierte Geschwisterkind als verändert und unter Umständen als extrem hilflos. Beschützerinstinkte

können bis zu einer übersteigerten Identifizierung mit »der/dem Kleinen« führen. Die eigene Überforderung bei dem Wunsch, dem Kleinen zu helfen, kann zu nicht sichtbaren erheblichen Frustrationen und Selbstwertkrisen bei den Großen führen.

- Die Überforderung des nicht betroffenen Kindes kann aber auch zu Reaktionsweisen führen, die das traumatisierte Kind weiter belasten: »Leise« Sticheleien bis hin zu offenen, aggressiven Angriffen gegen das Geschwisterkind können die Folge sein. Es kann auch sein, dass das betroffene Kind die Geschwister angreift.
- Konkurrenzgefühle können die Beziehungen der Geschwister untereinander belasten. Das Opferkind wird beispielsweise von den Eltern übervorsichtig behandelt und verwöhnt, weil es so schlimme Dinge erlebt hat. Die Geschwister können so in der Familie ins Abseits rücken und machen dann manchmal durch eigene Auffälligkeiten indirekt, quasi »hinten herum«, auf sich aufmerksam: Sie entwickeln Ticstörungen, z. B. ein nervöses Zucken im Gesichtsbereich, ständiges Hüsteln, »holen« sich häufiger durch Infektionskrankheiten Zuwendung.
- Manche Geschwisterkinder versuchen unbewusst durch freches, ungezogenes Verhalten die Aufmerksamkeit der Eltern wieder auf sich zu ziehen und geraten durch diese hilflosen Anstrengungen noch weiter bezüglich der dringend notwendigen Zuwendung der Eltern auch ihnen gegenüber ins Hintertreffen.
- Insgesamt führt eine Traumatisierung eines Kindes innerhalb der Familie im ungünstigen Falle zu einer Distanzierung bis hin zu einer feindseligen Entfremdung der Beziehungen der Kinder untereinander, wo doch diese Beziehungen eigentlich für das traumatisierte Kind tragend sein könnten.

Bei der gemeinsamen Bewältigung einer Traumatisierung eines Familienmitglieds ist die Geschwisterreihenfolge von Bedeutung. Ist das traumatisierte Kind das jüngere Kind, so ist die Situation anders, als wenn das ältere betroffen ist. Auch hängt der Umgang mit dem traumatisierten Geschwisterkind natürlich von dessen Entwicklungsstand, aktuellem Befinden und bereits zuvor bestehenden Problemen ab. Wenn Sie ein Geschwisterkind in ihrer Familie haben, das vor der Katastrophe bereits erhebliche Schwierigkeiten in Kindergarten, Schule, mit sich selbst, den Geschwistern oder Ihnen als Eltern hatte, sollten Sie dieses Kind möglicherweise auch einer Facheinrichtung (z. B. einem Kinderpsychiater und -psychotherapeuten oder einer Kinder- und Jugendtherapeutin/Traumatherapeutin) vorstellen.

## »Marvin zieht sich nur noch zurück, der ist wie weg!« – Das traumatisierte Kind, sein Gleichaltrigenkreis/»Peers« und Freunde

Meist bedeutet eine Traumatisierung für das betroffene Kind, dass es überfordert ist – in seinem inneren Erleben und im folgenden Umgang mit anderen: Es spürt, dass es innerlich »zerrüttet« ist; meist erleben die Kinder oder Jugendlichen jedoch nicht, dass ihr Leid von einem anderen im vollen Ausmaß nachvollzogen werden kann. Das Kind wird mit seinem unsichtbaren Leid einsam, ist verwirrt über Flashbacks, Alpträume, Zeichen von Übererregung und Zustände tiefer Abwesenheit. Ein Erwachsener hat vielleicht auch noch gesagt: »Stell dich nicht so an« – dann folgen schlimme Schamgefühle, und das Selbstwertgefühl wird immer geringer.

So kommt es dann auch zu Auswirkungen der schweren seelischen Verletzung im Bereich der Freunde und Gleichaltrigen/Peers. Nachdem es einige Male erfahren musste, dass es nicht verstanden wurde – im schlimmsten Fall auch nicht von den eigenen Eltern –, vertraut sich das Kind auch seinen Freunden und Freundinnen nicht mehr an. Es will diese Schmach und Entwertung nicht noch einmal erleben – und erlebt sich selbst als Sonderling, vielleicht sogar als »irre«, z. B. wegen der »schlimmen Filme« im Kopf. Das Kind verabredet sich nicht mehr mit anderen Kindern, verkriecht sich im Kindergarten in eine Ecke oder steht auf dem Schulhof in den Pausen lieber allein da.

Kinder haben feine »Antennen« für das Gefühlsleben der anderen Kinder: Die (neue) »Schwäche« des Kindes bleibt nicht verborgen, und die Ausgrenzung erfolgt bald von beiden Seiten: dem Opferkind und den Gleichaltrigen in seiner Umgebung.

Wenden wir uns zunächst der problematischsten Situation zu, die dann folgen kann: Immer wieder sind es gerade die Kinder, die selbst auf verschiedene Art belastet sind, die das Opferkind dann zusätzlich belasten: Das Kind wird gehänselt, gemobbt, im ärgsten Fall sogar körperlich von anderen Kindern belästigt oder geschlagen.

Warum tun selbst belastete Kinder unter Umständen anderen so etwas dann an? Die »Täterkinder« scheinen in ihren Opfern etwas von dem eigenen verletzten »inneren jüngeren Kind« zu finden. Statt sich hilfreich zu solidarisieren, bekämpfen sie im schwächeren Gegenüber die eigene Ohnmacht und die Gewalt, die sie selbst erfahren haben – sie sehen nicht selten unbewusst in der »neuen« Rolle als »Macher«, als kleiner Täter, eine Chance zur Überwindung der eigenen ohnmächtig erlebten Opferrolle: z. B. in der eigenen Familie. Solidarisches Verhalten setzt in der Regel voraus, dass man selbst Hilfe erfahren hat – und war sie auch noch so begrenzt.

Leider ist es nicht selten so, dass sich ehemalige (beste) Freunde von einem Kind mit Zeichen einer Trauma-Folgestörung zurückziehen, wenn, gerade bei kleineren Kindern, nicht die Eltern und andere Erwachsene – Lehrer, Eltern von Freunden oder Leiter von (Sport-)Vereinen – die Freundschaft unterstützen.

Aber es gibt sie eben auch, diese »andere Sorte« von Kindern, die sich aufgrund ihrer Wahrnehmungen zu dem traumatisierten Kind hingezogen fühlen. »Gleich und Gleich gesellt sich gern« – und nicht selten sind es ebenfalls traumatisierte Kinder, die schon etwas »weiter« mit ihrer Traumaverarbeitung zu sein scheinen: oder aber »abgehärteter«, was die Folgen der schweren seelischen Verletzung angeht.

»Verlorene«, isolierte Kinderseelen bekämpfen sich also nicht nur, wie oben beschrieben – sie verbünden sich auch oft unbewusst miteinander. Und das ist zunächst einmal positiv. Sie unterstützen einander da, wo Hilfe von Erwachsenen ausgeblieben ist oder versagt hat. So sind sie nicht mehr allein und »tragen« sich tatsächlich gegenseitig ein Stück. Die kleinen »verbünden« sich beispielsweise in tätlichen Auseinandersetzungen als kleine Haudegen gegen »die anderen«. Bei älteren Kindern oder Jugendlichen werden von der Öffentlichkeit allgemein »unerwünschte« Verhaltensweisen (Vandalismus, hässliches, schrilles Outfit etc.) durch eine »gleichgeschaltete« Psycho-Trauma-Logik untereinander verstärkt, ein »Wir-Gefühl« schützt die Gleichen von den anderen, welche die unaussprechliche innere Welt eines traumatisierten Menschen und die aus der Traumatisierung resultierenden Folgen nicht teilen können.

In den Extrempositionen der Jugendlichengruppen mögen sich zum Teil jeweils vermehrt Jugendliche finden, die ähnlich »ticken« – also auch ein unbewusstes Verständnis für die inneren Wirrnisse des anderen aufbringen können. Andere, »behütete« Kinder können ein solches Verständnis nicht ohne weiteres – so »ohne Worte« – entwickeln und werden durch die Verhaltensweisen der genannten Gruppen verwirrt und ihrerseits überfordert. Die besondere Verletzbarkeit ist den Mitgliedern dieser Peers wohlbekannt, auch die leichte Erregbarkeit, impulsives Verhalten, die Art, Ängste zu verleugnen und mitunter aggressive Ausbrüche dagegenzustellen. Provokation dient quasi als Schutzfaktor, um die Gruppe nach außen »sicher« abzugrenzen: durch die äußere Erscheinung und skurrile Verhaltensweisen.

Diese Phänomene finden sich m. E. beispielsweise oft in der Punker- oder Neonaziszene. Die gegenseitige Unterstützung und auch die Schutzfunktion hat aber bekanntermaßen weitere Schattenseiten: So verstärken sich unter Umständen pessimistische Auffassungen bezüglich der Weltgeschehnisse und der Vertrauenswürdigkeit der zwischenmenschlichen Beziehungen. Auch entstehen kollektive, nicht ausreichend reflektierte Feindbilder, und die Außenwelt wird über einen Kamm geschoren. Zudem kommt es in solchen Gruppen nicht selten zu Drogenkonsum. Es ist wissenschaftlich erwiesen, dass sowohl Cannabis als auch Alkohol hochwirksam gegen Flashbacks und Übererregungssymptome sowie Dissoziationen sein können. Der Drogenkonsum, der in bestimmten sozialen Gruppen der Jugendlichen idealisiert wird, entspricht bei einigen Betroffenen also einer Art Selbstmedikation, wenn angemessene Hilfe von Erwachsenen nicht angeboten wurde oder möglich war. Durch den sozialen Abstieg, den unversorgte, schwer traumatisierte Kinder und Jugendliche oft zu beklagen haben, wird die Wahrscheinlichkeit weiterhin größer, dass sie später auch zu den »harten« Drogen greifen: Über die sogenannten Designerdrogen (z. B. Ecstasy) kommen die Jugendlichen dann unter Umständen auch zum Konsum von Kokain oder sogar Heroin.

Eine Idealisierung und Legitimation von Unrecht und Gewalt aufgrund des selbst erlebten Unrechts kann dann auch zu Straffälligkeit und Kontakten mit der Justiz führen.

Im Folgenden werden einige wichtige Aspekte aufgezeigt, die nach einer Traumatisierung für die Beziehungen des Kindes oder Jugendlichen zu Gleichaltrigen kennzeichnend sind.

**Folgende Beobachtungen hinsichtlich ihrer Beziehungswelt kann man häufig bei Kindern oder Jugendlichen machen, die traumatisiert wurden:**

- Das Kind oder der Jugendliche zieht sich aus allen sozialen Bezügen zu Gleichaltrigen in Kindergarten, Schule oder Verein zurück. (»Marvin zieht sich nur noch zurück, der ist wie weg«, klagte sein Freund.)
- Zwischen den Freunden aus der Zeit vor dem Trauma und dem Kind oder Jugendlichen entsteht nach den Ereignissen häufig eine schwer nachvollziehbare »Sprachlosigkeit«.
- Alte und »bewährte« Freundschaften werden durch das Kind/den Jugendlichen selbst aufgekündigt.
- Auch »altbewährte« Freunde des Kindes wenden sich von sich aus von dem traumatisierten Kind ab. Nicht immer wird Ihnen deutlich werden, womit diese Veränderungen zusammenhängen. Alle beteiligten Kinder neigen dazu, sich hinsichtlich der Gründe für die neue Distanz »auszuschweigen«, oder sie wissen es einfach selbst nicht zu erklären.
- Das Kind oder der Jugendliche gesellt sich zu einem Gleichaltrigenkreis, der Ihnen als problematisch erscheint. Diese Kinder oder Jugendlichen fallen durch provokatives, zum Teil zerstörerisches Verhalten auf.
- Die Gruppe der Kinder oder Jugendlichen grenzt sich auffällig von anderen Kindern oder Jugendlichen ab. Auch Sie als Erwachsener finden schwer Zugang zu ihnen.
- Sie haben den Verdacht, dass in den »neuen« Kreisen von Jugendlichen Alkohol und andere Drogen konsumiert werden.
- Gelegentlich können auch schöne, herzliche neue Beziehungen zwischen dem belasteten Kind oder Jugendlichen und »neuen« Kindern entstehen.
- Diese Begegnungen sind aber manchmal labil und zerbrechen ohne Unterstützung durch kompetente Erwachsene gelegentlich wieder. Dies ist z. B. dann der Fall, wenn das »neue« Kind durch die Peers, die das Opferkind unter Umständen hänseln, kollektiv *auch* in Mitleidenschaft gezogen wird.

Die verschiedenen Aspekte der Aufstellung machen deutlich, dass Sie ein Kind oder einen Jugendlichen nach einer Traumatisierung auch hinsichtlich möglicher Schwierigkeiten in seinen Beziehungen zu Gleichaltrigen im Blick behalten sollten.

## »Maja reagiert nach dem Unfall zunehmend aggressiv« – Traumatisierte Kinder und Jugendliche in Kindergarten, Schule und Ausbildung

Ein junger Mensch nach einer Traumatisierung ist durch die Ereignisse psychisch und körperlich wie »durchgerüttelt«: Er wirkt auf Sie als Kindergärtnerin oder Lehrer oft niedergeschlagen, fahrig, unkonzentriert, deprimiert, abwesend. Kommen die (sichtbaren) Zeichen einer Posttraumatischen Belastungsstörung hinzu, erleben Sie, wie das vormals vielleicht psychisch stabile Opferkind z. B. plötzlich heftige Weinanfälle zeigt oder ausrastet und andere Kinder zu verletzten droht. Sie erleben sich selbst als hilflos und sind manchmal den Entwicklungen gegenüber ohnmächtig. Auch andere Kinderer können durch die Situation in Mitleidenschaft gezogen werden. Sie erfahren durch die Situation, welcher »Vulkan« in dem Kind zu »brodeln« scheint.

Im Folgenden werden die unterschiedlichen Lebensbereiche Kindergarten/Hort und Schule getrennt betrachtet, weil es hinsichtlich der Schwierigkeiten mit einem traumatisierten Kind in der Gruppe doch einige wichtige Unterschiede gibt. Im Kindergarten stehen in der Regel Beziehungsprobleme im Mittelpunkt der Betrachtung, Entwicklungsaufgaben sind zwar von den Kindern zu meistern, aber sie werden in der Regel keiner »Prüfung« unterzogen. In der Schule stellt die Gesellschaft zum ersten Mal Ansprüche an die Kinder: Sie müssen Leistungszielen entsprechen – das Opferkind *und* die anderen Schüler –, und die Folgen der Wirrnisse, die eine Traumatisierung eines Kindes auslösen kann, sind weitreichender und sind in vielen Lebensbereichen spürbar.

Zunächst wird die Situation im Kindergarten bzw. in einer Situation, wie sie im Hort oder in der Tagesstätte vorkommen kann, beleuchtet. Das folgende Fallbeispiel macht die Schwierigkeiten deutlich:

*Im Kindergarten, der Kinder ab etwa einem Alter von einem halben Jahr und bis hin zu Vorschulkindern betreut, stürzte der 3-jährige Tobias im Spiel mit der 4-jährigen Maja in einen über mannshohen Lieferschacht, den Zulieferer für Nahrungsmittel des Kindergartens versehentlich hatten offen stehen lassen. Das gestürzte Kind lag eine Weile regungslos in dem Schacht, das 4-jährige Mädchen hockte, offenkundig akut schwer psychisch traumatisiert, starr neben dem Schacht und zitterte, als eine Erzieherin die Situation bemerkte. Die Kinder hatten abseits gespielt, in einem Teil des Kindergar-*

*tens, der von den anderen Räumlichkeiten aus nicht einsehbar war. Kurze Zeit darauf erschien der Rettungsdienst, nachdem die Kindergärtnerinnen die meisten Kinder umsichtig von dem Geschehnis abschirmen konnten.*

*Die Kinder, die etwas mitbekommen hatten, reagierten unterschiedlich: Einige wurden ganz still, andere waren eher neugierig, wieder andere zeigten ein äußerst aufgeregtes Verhalten, wollten wissen, was los war, und weinten. Nun bemerkten alle, dass etwas passiert war. Tobias konnte reanimiert werden und wurde über eine Woche in der Klinik behandelt, trug aber glücklicherweise keine bleibenden körperlichen Schäden davon. Maja entwickelte akut Symptome einer Posttraumatischen Belastungsstörung und hatte vor allem extreme Schuldgefühle, dass sie den Sturz verursacht hätte. Sie wurde in der Trauma-Ambulanz, gemeinsam mit den Eltern, versorgt.*

*Der Kindergarten erfuhr über Majas Eltern von der Arbeit der Trauma-Ambulanz und bat um Hilfe und Beratung. Der Vorfall hatte nicht nur Tobias und Maja geschädigt. Auch wenn keines der Kinder in den Schacht geschaut hatte und keines bei der Akutbehandlung von Tobias unmittelbar dabei war, so hatte sich doch herumgesprochen, was passiert war. Einige Kinder wirkten seit den Ereignissen selbst verstört. Sie fragten nach, ob ihnen so etwas auch passieren könne oder ob Maja schuld sei. Einige Kinder zeigten sich vermehrt ängstlich. Einige Eltern berichteten über ein verändertes Schlafverhalten ihrer Kinder: Die kleineren wollten nicht mehr wie gewohnt allein ins Bett oder wachten nachts vermehrt auf. Einige Kinder hätten Maja mit Fragen zum Hergang der Ereignisse zugesetzt. Maja habe sich dann entweder »total eingeigelt« oder aggressiv auf Fragen reagiert und ein Kind sogar heftig geschlagen. Sie sei in der Folge von einigen Kindern gemieden worden und habe auch Sticheleien über sich ergehen lassen müssen, dass sie am Unglück schuld sei. Lisa, die beste Freundin von Maja, habe anfangs zu ihr gehalten. Sie sei aber auch von Maja »unter Beschuss« genommen worden, als sie von ihr etwas über den Hergang des Unfalls habe erfahren wollen – Maja habe laut und aggressiv darauf reagiert. In der Folge habe Lisa sich von Maja zurückgezogen. Die Mutter nahm Maja für einige Zeit aus dem Kindergarten, als sich das Mädchen weigerte, dorthin zu gehen, und morgens regelmäßig über heftiges Bauchweh klagte.*

Das Beispiel macht deutlich, wie vielfältig die Folgen eines traumatischen Ereignisses in einer Betreuungseinrichtung sein können. Das geringe Alter, die völlig unterschiedlichen Möglichkeiten der Kinder, die Geschehnisse mit dem Verstand zu erfassen und sie mit dessen

Hilfe auch zu bewältigen – oder sie können nicht bewältigt werden: wenn z. B. die Sprachfähigkeit nicht weit genug entwickelt ist –, sind für die Erzieher und die Eltern eine besondere Herausforderung. Hier kann auch professionelle Unterstützung und Beratung notwendig werden. Im Fallbeispiel ist die Situation besonders schwierig, weil der Vorfall im Kindergarten selbst stattfand und tatsächlich zwei Kinder der Gruppe direkt betroffen waren. Bei der anschließenden Beratung stellte sich heraus, dass durch den Vorfall auch bei einem anderen Kind eine Posttraumatische Belastungsstörung wieder wachgerufen worden war: Es war zuvor in einen schweren Verkehrsunfall verwickelt gewesen und brauchte nun auch professionelle Unterstützung, die der Kindergarten dann vermittelte.

Die folgende Aufstellung zeigt Probleme auf, die im Kindergartenbereich auftreten:

**Welche Probleme ergeben sich im Kindergarten, wenn Kinder seelisch schwer verletzt bzw. traumatisiert werden?**

- Sind die Vorkommnisse den anderen Kindern bekannt? Gerade bei Kindern, welche die geistige Reife haben, die Zusammenhänge der Ereignisse zu verstehen, löst das Schicksal des Opferkindes eigene Ängste aus. Manche Kinder können diese offen aussprechen, andere »fressen« sie in sich hinein, wieder andere können auch selbst durch Ängste überwältigt werden und brauchen eine intensivere Unterstützung.
- Bei einigen Kindern können durch die Ereignisse bereits bestehende Störungen, z. B. auch eine weitgehend rückläufige Posttraumatische Belastungsstörung nach früherer eigener Traumatisierung, wieder wachgerufen werden.
- Das Opferkind kann durch ungestümes Fragen und die Neugierde der anderen Kinder erheblich belastet werden und wieder Flashbacks ausgesetzt sein, was die mitunter heftigen Reaktionen des Kindes erklären kann.
- Wenn mehrere Kinder Zeuge einer Katastrophe wurden, sollten sie professionelle Beratung und gegebenenfalls Unterstützung vor Ort in Anspruch nehmen. Es gelten die Empfehlungen in Kapitel 3.
- Ein Mitarbeiter und Betreuer der Kinder kommt möglicherweise erheblich zu Schaden. Die Kinder sind evtl. Zeugen einer menschlichen Tragödie im Kindergarten (eine Betreuerin verstirbt, möglicherweise vor den Kindern).
- Ein Mitarbeiter zeigt nach den Ereignissen selbst Symptome einer Posttraumatischen Belastungsstörung. Er erkennt diese aber nicht, und Abläufe im Tages-

geschehen nach der Katastrophe werden durch die Veränderungen bei dem Kollegen spürbar beeinträchtigt.

- Auch die Eltern der Kinder, die Sie betreuen, können nachhaltig durch Vorkommnisse beeinträchtigt werden, und das merken Sie dann wiederum den Kindern an.
- Einige Eltern können die Katastrophe, der ein Kindergartenkind oder die ganze Gruppe ausgesetzt war, mit eigenen traumatisierenden Erfahrungen in Verbindung bringen.
- Zwischen den Eltern können durch die Vorkommnisse erhebliche Spannungen entstehen: Entweder werden Sie als Betreuer Vorwürfen ausgesetzt, weil Sie die Katastrophe nicht verhindert haben, und es kommt zu kritischen Allianzen zwischen Eltern gegen die Betreuer oder einen einzelnen Mitarbeiter. Oder die Eltern machen sich gegenseitig Vorwürfe.
- Kinder können zu jeder Zeit durch diese Entwicklungen unter den Erwachsenen beeinträchtigt und so auch beschädigt werden.
- Eine traumapsychologisch angemessene Vorgehensweise der Mitarbeiter gegenüber Kindern und Eltern und eine heilsame Kooperation der Erwachsenen werden durch die juristische Dimension der Situation (Verantwortlichkeiten für Aufsicht, technische Mängel der Einrichtung, andere Missstände usw.) unter Umständen erheblich erschwert. Sie »trauen« sich nicht, über alle Dinge offen mit Kollegen, Vorgesetzten, Eltern und vor allem den Kindern zu sprechen, aus Angst vor juristischen Konsequenzen. Die Kinder reagieren z. B. verunsichert. Die Gruppendynamik – auch unter den Kindern – wird durch diese Situation erheblich beeinträchtigt.

Diese Aufstellung vermag nur einige Probleme zu beleuchten, die in einer Betreuungseinrichtung auftreten können. Vielleicht haben die Ausführungen Sie aber sensibilisiert, sodass Sie Ihre Einrichtung, im Hinblick auf eine mögliche Traumatisierung von Kindern und Mitarbeitern, jetzt mit anderen Augen sehen und bei möglichen Problemen – zusammen mit Ihren Kollegen und Kolleginnen – entsprechende Lösungswege finden.

Bei Kindern und Jugendlichen, die in die Schule gehen oder eine Berufsausbildung machen, gelten grundsätzlich auch Aspekte, die oben für Kindergartenkinder aufgeführt wurden. Aber es geht in der Schule – in höheren Klassen immer mehr – um Leistungen, die ein traumatisierter Schüler und auch seine Mitschüler zu erbringen haben. Es wurde versucht, das Leistungsverhalten und die Leistungsmöglichkeiten jedes einzelnen Schülers auch im Bundesvergleich darzustellen. Allgemeine Leistungsstandards, durch die nach der PISA-Studie auch eine vergleichende Leistungsbeurteilung über die Grenzen der Bundesländer hinweg ermöglicht werden soll, erhöhen den Druck: Größer wird der Druck auf jeden einzelnen Schüler, den Anforderungen gerecht zu werden, aber auch die Konkurrenz unter den Schülern sowie unter den Schulen. In dieser Situation bedeutet unter Umständen jede Störung, die auch die Mitschüler betrifft, einen dramatischen Einschnitt in die Entwicklung einer ganzen Schulklasse.

Bei Ereignissen, die die ganze Schule betreffen – z. B. ein Suizid oder schwere Gewalttaten im Umfeld der Schule –, können die Abläufe des Betriebs einer ganzen Schule erheblich beeinträchtigt sein. Der Amok-Lauf eines Schülers in Erfurt mit vielen Todesfällen und jüngst in Emsdetten sind tragische Beispiele für eine solche Situation. Was bedeutet es – auch bei Fällen, die nicht so viel öffentliches Aufsehen erregen – für Schüler, Lehrer und Eltern, wenn es zu einer Katastrophe kommt und ein Kind oder Jugendlicher psychisch traumatisiert wird? Die folgende Aufstellung zeigt die besonderen Aspekte der Schulsituation im Kontext von Traumatisierung auf:

**Folgende Probleme ergeben sich in Schulen/Ausbildungseinrichtungen, wenn Schüler seelisch traumatisiert wurden:**

- Bewerten Sie Auffälligkeiten eines Kindes oder Jugendlichen, von dem Sie wissen, dass es/er möglicherweise traumatisiert wurde, im Zweifel als Ausdruck bzw. Auswirkungen des Traumas auf die Psyche und das Verhalten.
- Symptome wie Zeichen von Übererregung (Konzentrationsstörungen, »Ausraster«, motorische Unruhe, Hyperaktivität), Flashbacks, Abwesenheitszustände (Dissoziationen) können zum einen das Lernverhalten des betroffenen Schülers beeinträchtigen, stören aber zum Teil auch die Mitschüler. Insbesondere sind die aggressiven Impulsdurchbrüche und hyperaktives Verhalten bei kleineren Kindern störend für alle. Es kann zu Konflikten unter den Schülern, aber auch zwischen dem betroffenen Schüler und Ihnen oder Kollegen kommen.
- Denken Sie bei akut auftretenden Konzentrationsstörungen und hyperaktivem Verhalten auch an das mögliche Vorliegen einer Traumatisierung. Bei Kindern mit wiederholten traumatischen Lebenserfahrungen wird auch von Fachleuten bei Vorliegen dieser sichtbaren Symptome eine Aufmerksamkeits- oder Hyperaktivitätsstörung diagnostiziert. Das schließt im Ein-

zelfall aber eine Traumatisierung nicht aus. Oft finden sich in weiteren Untersuchungen bei Traumatherapeuten dann auch noch die in Kapitel 1 genannten Anzeichen einer Psychotraumastörung.

- Sind die dramatischen Vorkommnisse den anderen Kindern bekannt? Das Schicksal des Opferkindes kann in der Schule bei anderen Kindern und Jugendlichen eigene Ängste auslösen.
- Bei Jugendlichen sind eigene Ängste, die durch die Vorkommnisse ausgelöst werden, manchmal mit erheblichen Schamgefühlen verbunden und werden entsprechend verleugnet. Gefühlsausbrüche, Rückzugsverhalten und Leistungseinbußen können bisweilen die einzigen Hinweise auf eine erhebliche Beeinträchtigung des Jugendlichen sein.
- Vorsicht bei Unterrichtsthemen, die für den betroffenen Schüler als »Trigger«, also Hinweisreize für traumatische Erfahrungen, wirksam sein könnten. Als Beispiel sei hier die Auseinandersetzung mit dem Thema Krieg genannt, wenn Sie kriegstraumatisierte Kinder in der Klasse betreuen. Gewalt und Missbrauch sind andere Themen, die für traumatisierte Kinder häufig belastend sein können.
- Durch sein verändertes Verhalten und eine veränderte Erscheinung kann es aber auch passieren, dass ein traumatisierter Mitschüler aus seiner Gruppe ausgeschlossen wird, was ihn zusätzlich belastet.
- Gruppenbildungen, denen gegenüber sich der traumatisierte Schüler vor den Ereignissen gelassen entzogen hat (weil er möglicherweise ein eher »individueller Typ« ist), können von diesem danach auch wie eine »Front« erlebt werden. Das kann daher rühren, dass er durch die Wirkungen des Traumas eine extreme Rückzugstendenz entwickelt und der »Unterschied« zu den Gruppenmitgliedern im Vergleich zu zuvor als gravierender empfunden wird. Statt Autonomie erlebt der Schüler jetzt Einsamkeit.
- Eine Außenseiterrolle, in der sich ein Kind oder Jugendlicher schon vorher befand, verschärft sich durch die Situation möglicherweise weiter.
- Selbstmordversuche und vollendete Suizide im Umfeld der Schule können andere, ebenfalls suizidgefährdete Jugendliche zu eigenen Handlungen antreiben. Dies gilt sogar für Darstellungen von Suiziden z. B. in Romanen, die von Jugendlichen gelesen werden. Nach der Veröffentlichung der »Leiden des jungen Werthers« von J. W. Goethe wurden beispielsweise vermehrt Suizide von jungen Menschen verzeichnet.
- Die Schule wird durch die genannten Punkte eher zu einem zusätzlichen Stressfaktor im Heilungsprozess. Das kann und sollte vermieden werden (vgl. Kapitel 3).

Neben den geschilderten Schwierigkeiten, die die Schule möglicherweise für den betroffenen Schüler bedeuten, kann Schule aber für ein traumatisiertes Kind auch ein wichtiger Ort sein, an dem *Normalität* herrscht. Diese kann eine Ablenkung von traumatischen Erinnerungen und anderen Schwierigkeiten im Zusammenhang mit der katastrophalen Erfahrung sein:

**Auf die folgende Weise können Schulen/Ausbildungseinrichtungen einem traumatisierten Schüler/Auszubildendem hilfreich sein:**

- Die Beziehungen zu »gesunden« anderen Kindern, das Spiel und die Themen in den Auseinandersetzungen unter den Kindern.
- Gruppenbildungen unter Mitschülern können hilfreich für den traumatisierten Schüler sein, wenn er sich dort geborgen und aufgehoben fühlt.
- Die Beziehung besonders zum Lehrer/Ausbilder, aber auch zu anderen Mitarbeitern der Bildungseinrichtung (z. B. zu Hausmeister, Verkäufer am Kiosk, Schulsekretärin etc.) kann für einen Schüler zu einer Art »Leitmotiv« werden. Im lebendigen Fortschreiten in seiner Ausbildungs- und Schulsituation können die Erwachsenen dem Schüler/Auszubildenden durch eine verlässliche, freundliche Zuwendung Halt geben, wobei es ihnen letztlich um *ihn, seine* Zukunft geht. Dies kann gerade bei Kindern und Jugendlichen wichtig sein, die in Beziehungen Missbrauch und Gewalt erlebt haben. Oft sind es mehr fantasierte Vorstellungen des betroffenen Schülers von Schutz und Unterstützung durch die Lehrpersonen als konkrete Handlungen, die helfen. Die herzliche Zuwendung im Ansprechen des Schülers, der Respekt vor dem Leid und den dennoch möglichen Leistungen im Angesicht der persönlichen Tragödie sind »tragende Elemente« und machen große Taten teils überflüssig.
- Orientierung am Lernstoff: Es *muss* und es *darf* weitergehen im Leben des Kindes. Der Lebensfaden wird in jedem Moment in der Schule spürbar weitergesponnen.
- Lernen und Arbeit können zu traumatischen Erfahrungen eine heilsame Distanz herstellen.
- Lehrer können die Situation »gelassener«, distanzierter sehen und können so gegenüber den Eltern des Kindes als Vermittler für eine Welt auftreten, in der es weitergeht – gerade wenn auch die Eltern durch die Ereignisse beeinträchtigt wurden.

Die genannten Punkte stellen wiederum wichtige Teilaspekte der Situation im Kindergarten, Hort sowie in Schule und Ausbildungsstelle dar.

Bitte bedenken Sie: Sie sind als Kindergärtnerin oder Lehrer/Ausbilder vielleicht die einzigen Menschen aus dem öffentlichen Leben, die das Leid eines Kindes oder Jugendlichen aufspüren können. Wenn Ihre Schützlinge oder Schüler durch Gewalterfahrungen – sei es psychische, physische Gewalt oder sexueller Missbrauch – oder durch die Folgen einer technischen Katastrophe und die psychischen Folgen einer Traumatisierung bedroht werden oder wurden, dann sind die Zeichen für eine seelische Verletzung, die weiter oben dargestellt wurden, oftmals nur für den aufmerksamen Beobachter erkennbar. Bitte entwickeln Sie die Courage hinzuschauen! Es gibt für diese Kinder oftmals nur *Sie* als Chance, aus der Isolation und Vereinsamung mit ihrem unsäglichen Leid herauszugelangen.

Wenn Sie den Verdacht haben, dass im Umfeld eines Kindes oder Jugendlichen sexueller Missbrauch oder Gewalt vorkommen, dann liegt eine große Verantwortung im Hinblick auf die Schritte, die Sie nun unternehmen, auf Ihnen (in Kapitel 1 wurde ausgeführt, auf welche Aspekte Sie beim ersten Verdacht im direkten Umgang mit dem Kind Acht geben sollten).

Im Folgenden werden die möglichen Folgen eines Missbrauchsvorwurfs sowie die Gründe von möglichen falschen Anschuldigungen erörtert; damit sind auch grundsätzliche formale und juristische Aspekte berührt:

**Folgende Aspekte sind zu bedenken, wenn Sie mit einem Kind oder Jugendlichen zu tun haben, bei dem Sie eine Missbrauchssituation vermuten:**

- Ein Verdacht sollte gut begründet sein! Tragische Fälle – die zum Teil auch in den Medien diskutiert wurden – zeigen uns, wie fatal ein falscher Verdacht, z. B. auf innerfamiliären sexuellen Missbrauch, sein kann. Eine ganze Familie kann durch eine solche Fehleinschätzung zerstört werden. Es gibt einige Fälle, in denen Kinder (Stief-)Eltern zu Unrecht angezeigt und so dazu beigetragen haben, ihre Familie zu beschädigen.
- Auch ein »falscher« Vorwurf eines jungen Menschen gegenüber einem Familienangehörigen ist *immer* Ausdruck einer seelischen Not, auch wenn der sexuelle Missbrauchsvorwurf zu Unrecht ausgesprochen wird.

- Das Kind oder der Jugendliche braucht auf jeden Fall Unterstützung.
- Nicht selten wird in solchen Fällen das Kindeswohl z. B. durch andere wiederholte körperliche Gewalt stark beeinträchtigt, und der Jugendliche sieht in der Beschuldigung die einzige Chance, von verantwortlichen Stellen »ganz sicher« gehört zu werden.
- Wenn die in der Öffentlichkeit verantwortlichen Menschen aus Schule, sozialen Diensten usw. dem Kind effektive Hilfe verwehrt oder die Situation des Kindes lange vernachlässigt haben, kann es zu solchen verzweifelten Anschuldigungen kommen.

Die geschilderten Gesichtspunkte, die zum einen Beziehungsaspekte beleuchten, zum anderen auch mehr formale und juristische Punkte berühren, sind nur als Beispiele zu verstehen. Nehmen Sie diese wiederum zum Anlass, die ganz spezielle Situation in Ihrer Einrichtung besser zu erfassen, wenn ein Kind oder Schüler möglicherweise traumatisiert wurde. Die Beziehungsthemen können Ihnen dazu dienen, Ansätzen von Fehlentwicklungen im Voraus entgegenzuwirken oder auftauchende Probleme besser einzuordnen.

## »Kriegskinder« – (Kollektiv) traumatisierte junge Menschen und die Gesellschaft

Wir haben in unseren westlichen Gesellschaften auf zwei Ebenen mit dem Thema Krieg zu tun: Zum einen leben wir in einer Nachkriegsgesellschaft, was bedeutet: Großeltern und auch einige Eltern der Kinder, die in unserem Umfeld leben, haben selbst als Kind noch Kriegserfahrungen im Zweiten Weltkrieg gemacht: bei (Bomben-)Angriffen, auf der Flucht, durch Verlust von Eltern, Geschwistern, Freunden und Verwandten usw. Diese oft unverarbeiteten Traumatisierungen wirken in den Seelen vieler älterer Menschen, die in unserer Umgebung leben, weiter – und haben so einen Einfluss auf die jüngeren Menschen, die den Krieg nicht mehr direkt miterlebt haben. Das Gleiche gilt natürlich auch für Eltern von Kindern in Deutschland, die aus anderen Ländern hierhergekommen sind und in ihrer früheren Heimat kriegerische Handlungen erlebt haben. Welche Bedeutung diese Erfahrungen der Eltern und Großeltern für das Kind haben können, das Sie heute betreuen – sei es Ihr eigenes oder ein fremdes Kind –, können Sie im letzten Kapitel im Abschnitt »Die Verantwortung von (Gesundheits-)Politik und Gesellschaft« nachlesen.

Im Umgang mit einem Kind oder Jugendlichen, das bzw. der den Krieg oder seine Folgen bei Flucht und Vertreibung unmittelbar miterlebt hat, ergeben sich bestimmte Besonderheiten. Die Erfahrung in der Arbeit mit Flüchtlingskindern zeigt, dass diese jungen Menschen oftmals alle Verbrechen gegen die Menschlichkeit selbst erlitten haben – oder Zeuge gewesen sind, was fast den gleichen Effekt haben und sich auch auf den ganzen Menschen auswirken kann. Zeuge des gewaltsamen Tods nahestehender Menschen zu sein, von Folter, Exekutionen, Vergewaltigungen, vielleicht selbst gefoltert oder vergewaltigt worden zu sein, Hunger, Krankheiten oder traumatisierende Trennungen auf der Flucht – all dies schafft zerstörtes Leben: im Innern, der Seele, wie nach außen in Ausdruck und Verhalten. Manche Kinder landen vollkommen entwurzelt bei uns – sie sind vielleicht zuvor Kindersoldaten gewesen oder wurden als Kriegswaisen (sexuell) missbraucht und haben mitunter eine unsägliche Odyssee hinter sich, bevor sie zu uns kommen und Sie ihnen als Kindergärtnerin oder Lehrerin zum ersten Mal begegnen. Kinder ohne Kindheit.

Zunächst: Kinder und Jugendliche mit derartigen Lebenserfahrungen sind grundsätzlich besonders schutzbedürftig und benötigen nicht selten gemeinsam mit ihrer (Ersatz-)Familie professionelle Hilfe, um der Tatsache der Traumatisierung – oftmals des ganzen Familiensystems – zu begegnen. Spezielle, auch therapeutische Einrichtungen zur Flüchtlingshilfe wurden in einigen deutschen Städten geschaffen. Hilfsmaßnahmen für diese Kinder sollte die Gesellschaft besonders ernst nehmen: Zum einen gebietet dies die Menschlichkeit – einige der älteren Mitbürger unseres Landes wissen noch allzu gut, wie dankbar sie selbst als Flüchtlinge waren, irgendwo auf der Welt nach all dem erlittenen (Kriegs-)Leid freundlich begrüßt zu werden, ein nettes Wort, etwas zu essen zu bekommen und Menschlichkeit zu erfahren. Schauen wir weg, so entsteht in der Gesellschaft eine Art »Schattenreich«: Diese vernachlässigten Kinder und Jugendlichen werden zunächst ausgegrenzt, identifizieren sich mit ihrer Außenseiterrolle und grenzen sich in Zukunft von sich aus ab. Ausländerfeindlichkeit trägt das Ihre zu diesem Prozess bei.

Die folgende Aufstellung soll auf die Folgen unversorgter seelischer Wunden bei Kriegskindern hinweisen:

**Welche Folgen für das Kind selbst, seine Familie und die Gesellschaft haben unversorgte seelische Wunden bei Kriegs- und Flüchtlingskindern?**

- Kinder werden um den *möglichen guten Rest ihrer Kindheit* betrogen, wenn Kind und Familie bei der Bewältigung von Psychotrauma-Folgestörungen nicht konkrete (psychische) Hilfe erhalten.
- Zu der materiellen Armut der meisten dieser Kinder kommt eine Armut der Gefühle hinzu, wenn das Kind (und seine Familie!) keine Chance erhält, traumapsychologisch behandelt zu werden.
- Neben den Auswirkungen auf Psyche und Verhalten machen chronische, wiederholte Kriegstraumatisierungen auch körperlich krank.
- Eine schlechte psychosoziale Versorgungssituation schwer traumatisierter Familiensysteme führt zu einer Isolation der Familien und vor allem auch der Kinder. Folgen für die Kinder sind: schulisches Scheitern, später Arbeitslosigkeit, scheiternde Beziehungen zu Intimpartnern sowie Gleichaltrigen, besondere Anfälligkeit für Drogenkonsum und seine Folgen, Gefahr krimineller Entwicklungen.
- Gesundheits- und Sozialsystem sowie allgemein ein rechtsstaatliches System werden durch eine Vernachlässigung von Kriegs- und Flüchtlingskindern auf lange Sicht nachhaltig belastet.
- Menschlicher Hass im Krieg gebiert Hass bei Kindern, wenn wir ihnen nicht ehrlich und herzlich gemeinte Hilfe zukommen lassen.
- Die materiellen, ideellen sowie menschlichen Folgekosten des Wegschauens sind für die gesamte demokratische Gesellschaftsordnung also erheblich.

Die geschilderten Faktoren betreffen den größeren Rahmen von Familie und Gesellschaft, in dem das Kind sich bewegt. Aber auch in der Beziehung zwischen Ihnen – z. B. als Erzieher oder Lehrer – und dem betroffenen Kind bedarf es der Berücksichtigung einiger Besonderheiten. Im Folgenden werden nun einige Aspekte aufgezählt, die Sie im Umgang mit diesen Kindern beachten sollten:

**Was sollte ich, z. B. als Erzieherin oder Lehrerin, beachten, wenn mir ein möglicherweise kriegstraumatisiertes Kind begegnet?**

- Wenn ein Kind aus Kriegs- oder Krisengebieten direkt zu Ihnen kommt, sollten Sie von schwersten psychischen Traumatisierungen des Kindes (und auch der Familie) ausgehen. Die Art des Umgangs mit dem Kind sollte diesen Umstand berücksichtigen.

- Das heißt aber nicht, dass Sie das Kind auf diese Zusammenhänge ansprechen sollten; es ist im Gegenteil wichtig zu bedenken, dass bestimmte Situationen den Charakter von Hinweisreizen/Triggern haben können, die das Kind in eine Flashbacksituation bringen können. Schulunterrichtsthemen können ungewollt dazu beitragen.
- Behalten Sie dieses Kind besonders im Auge und bieten Sie ihm im vertraulichen Gespräch an, dass es zu Ihnen kommen kann und sollte, wenn es mit einer Situation nicht klarkommt, die sich z. B. im Unterricht, mit den Mitschülern oder Lehrern ergibt.
- Bedenken Sie, dass es vielleicht mehrerer Anläufe bedarf, bevor ein junger Mensch, dessen Seele dermaßen beschädigt wurde, Vertrauen fassen und sich etwas öffnen kann. Ein Öffnen bedeutet hier aber in erster Linie, etwas Vertrauen in die Welt und die menschliche Beziehung zurückzugewinnen. Über traumatische Erfahrungen wird ein Kind kaum sprechen.
- Überfordern Sie das Kind oder den Jugendlichen nicht mit Ihren Hilfewünschen. Lassen Sie einem solchen Kind Zeit, Sie und Ihre Vertrauenswürdigkeit zu prüfen.
- Sprache kann Missverständnisse auslösen, wenn das Kind nicht fließend Deutsch sprechen kann. Ziehen Sie gegebenenfalls (zumindest für die ersten Gespräche) eine Dolmetscherin hinzu, welche die Muttersprache des Kindes beherrscht.
- Kinder helfen einander gegenseitig. Bauen Sie Brücken für das Kind. Eine »Patenschaft«, z. B. eines sozial kompetenten Schülers Ihrer Klasse, für das »neue« Kind in der Umgebung kann helfen, erste Berührungsängste zu überwinden. Hilfreich kann es sein, einen Mitschüler aus dem gleichen Herkunftsland auszuwählen. Die »Chemie« sollte zwischen den Kindern stimmen.
- Die Familie spielt bei muslimischen Kindern eine besondere Rolle – ein wichtiger Gesichtspunkt, wenn Sie den Verdacht haben, dass einem Mädchen aus einer solchen Familie sexuelle Gewalt angetan wurde oder wenn dies aus Ihrer Sicht gesichert ist. Hier brauchen Sie dringend professionelle Beratung durch Menschen, die sich in diesem Kulturkreis auskennen, in den Beratungs- oder Therapiestellen für sexuell traumatisierte Kinder und Frauen. Der Missbrauch eines Mädchens kann bedeuten, dass das Kind – auch bei einer »liberalen« muslimischen Familie – aus der Familie ausgeschlossen wird, was für das Kind eine zusätzliche extreme Katastrophe wäre.
- Beim Verdacht auf eine akute Traumatisierung gelten für den Umgang mit diesen Kindern und Jugendlichen und ihren Familien insgesamt ähnliche Regeln, wie Sie diese bereits in anderen Abschnitten des Buches kennengelernt haben und weiter unten finden werden.

Auch diese Kinder und Jugendlichen können erneut akut durch einen Verkehrsunfall oder dergleichen traumatisiert werden. Wenn Sie einem (Ihrem eigenen) Kind mit Kriegserfahrungen begegnen, das zusätzlich mit einem aktuellen katastrophalen Geschehen konfrontiert wird, sollten Sie seine eigene Situation, aber auch die der Restfamilie bedenken.

Ältere Kinder haben in durch Krieg beeinträchtigten Familien nicht selten die Funktion, das »Sprachrohr« nach außen zu sein. Kinder erlernen mit ihrer natürlichen Sprachbegabung die deutsche Sprache schneller. Auch kommen sie über das Spiel, eine Teilnahme an der »Jugendszene« sowie Kindergarten und Schule eher mit der neuen Sprache in Berührung. Wird ein Kind oder Jugendlicher mit diesem Lebenshintergrund traumatisiert, so wird möglicherweise auch das familiäre Umfeld maßgeblich beeinträchtigt. Wer spricht jetzt als »Dolmetscher der Familie« mit den Behörden? Wer korrigiert die Hausaufgaben der kleinen Schwester, wenn der große Bruder »ausfällt«? Wer begleitet die Mutter zum Arzt und vermittelt zwischen ihr und dem Arzt? Eine solche Situation bedeutet eine komplexe Herausforderung im Hinblick auf Koordination und Kooperation der beteiligten Hilfesysteme, die sich um das Kind und die Familie bemühen.

Und es kommt auch zu weniger sichtbaren Folgen: Wer tröstet das weinende kleine Baby der Familie in der Nacht, das die Mutter nicht versorgen kann, weil sie und der Vater nachts als Reinigungskraft arbeiten? Ein betroffenes Kind oder ein Jugendlicher und die Familie sollten also rasch verschiedene Unterstützungen (Schule, Jugendamt, Krisenhelfer von Laienhelferorganisationen wie dem »Weißem Ring«, Opferhilfestellen, weitere Familienhilfe etc.) erhalten. Vielfach ahnen Sie als Lehrer bereits, welche wichtigen, zuvor schon überfordernden Aufgaben der Junge oder das Mädchen im Haushalt der Familie übernehmen musste.

Wir sollten gemeinsam dazu beitragen, dass auch die Kinder, die durch Kriegserfahrungen benachteiligt wurden, von uns die Beachtung und Versorgung erhalten, die es ihnen ermöglichen, wieder wirklich Kind oder Jugendlicher zu sein. Das umfasst eine menschliche Haltung, wenn wir ihnen begegnen, Unterstützung im sozialen Umfeld der Familie, in Schule und Sport sowie beim Erlernen anderer kultureller Kompetenzen wie Musizieren, Malen, Tanzen, Theaterspielen, um dem inneren Leid Kreativität als lebendige Kraft im Hier und Jetzt entgegenzusetzen. Die Lebenswelten gerade dieser Kinder sind oftmals auf allen Ebenen von Zerstörung und Leid geprägt. Außenstehende – erwachsene Mitmenschen oder Profis – können das Leid durch ihre Hilfestellung nur bedingt lindern. Die Kunsttherapiegruppe der Flüchtlingsambulanz für Kinder und Jugendliche am Uniklinikum in Hamburg z. B. hat in ihren Ausstellungen mehrfach eindrücklich gezeigt, wie schwer kriegstraumatisierte Kinder und Jugendliche ihrem Seelenzustand mit Farbe und Form einen lebendigen, befreienden Ausdruck verschaffen können. Diese Arbeit mit den inneren Welten leistet ein Kind aus sich selbst heraus. Das gibt das Gefühl, etwas zu »schaffen« – gegen das Gefühl der absoluten Ohnmacht, das diese Kinder und Jugendlichen oftmals in ihren Familien tagtäglich quasi »einatmen« müssen. Sie können in Ihrem Umfeld betroffene Kinder dazu anregen, auch einen Weg der Kreativität aus ihrem Elend zu finden!

# Kapitel 3: Der Umgang mit der psychischen Traumatisierung

Ein Trauma betrifft immer den ganzen Menschen: Seele, Geist und Körper. Das sollten Sie zu jedem Zeitpunkt der Betreuung eines Kindes oder Jugendlichen bedenken. »Was braucht jetzt der Körper mit seinen Anzeichen erfahrenen Leids, nachdem das Kind gerade diesen Extremstress erlitten hat oder ihn immer noch erleidet? Was braucht die zarte Seele, nachdem ich mit dem Kind auf Verstandesebene schwierige Themen erörtert habe? Welche »schönen Gedanken«, die mit guten Gefühlen verbunden werden können, braucht es jetzt?

Und seien Sie wachsam und achtsam: Allzu leicht denken wir Erwachsenen in »Erwachsenendimensionen« und haben oft verlernt, wie ein Kind zu denken. Orientieren Sie sich in Ihrer Wahrnehmung an der Wahrnehmung des Kindes oder Jugendlichen. Ihre Intuition wird Ihnen in der Not beistehen. Sie sollten sich und Ihrem »guten Gefühl« vertrauen – haben Sie Mut! Die folgenden Ausführungen sollen Ihnen dabei helfen, dass sich das »gute Gefühl« schneller den Weg zum Handeln bahnt, wenn Sie sich plötzlich in einer katastrophalen Situation mit Kindern oder Jugendlichen wiederfinden. Ihr Wissen, das Sie nach der Lektüre hinzugewonnen haben, wird Sie sicherer darin machen, für sich und das Kind den richtigen Weg zu finden – und der wird im Einzelfall »immer anders«, vor allem anders als im Lehrbuch, sein. Entwickeln Sie ruhig einen gewissen Ehrgeiz, sich über die Inhalte des Buches »schlauzumachen«, reden Sie mit anderen über Ihre neuen Erkenntnisse und vertiefen Sie diese so. Vielleicht wecken Sie auch bei anderen Leuten Interesse für das Thema, und so kann in Zukunft vielleicht von mehr gut informierten Menschen mehr Kindern in Not geholfen werden! Verlassen Sie sich dann in einer Extremsituation aber auf Ihr Gefühl für die Situation. Lassen Sie sich durch die Empfehlungen im Text auch nicht dazu verleiten, die Themen nun lehrbuchartig mit dem Kind oder Jugendlichen »abzuarbeiten«. Wenn es nur gelänge, über den Text die Erwachsenen wachzurütteln und sie dafür zu sensibilisieren, welche Möglichkeiten sie haben zu helfen, wäre schon viel erreicht. Endlich nicht mehr wegschauen vor dem Leid der Kinder!

Eine schwerste seelische Verletzung macht also ein äußerst sensibles Vorgehen erforderlich – ähnlich, wie Sie als Ersthelfer an einem Unfallort sich selbstverständlich nicht einfach auf gut Glück an der Verwundung des Unfallopfers zu schaffen machen würden. Und das Ausmaß einer seelischen Beeinträchtigung ist massiv: Wir sprechen hier darüber, dass Kinder Zeuge von grausamen Unfällen z. B. im Straßenverkehr wurden, dass sie endgültige Trennungen – etwa vom geliebten Vater – erlebten, dass die seelische Einheit bei sexuellem Missbrauch grausam verletzt wurde, dass Kinder die Nähe des Todes erfuhren oder Zeugen von tödlicher Gewalt wurden etc.

Sie können mit dem Kind darüber sprechen, dass Sie anerkennen, dass die Seele schwer verwundet wurde. Diese Wunde wird möglicherweise auch später auf der Seele eine Narbe hinterlassen. Sie wollen dem Kind aber dabei helfen, dass die Wunde gut und in Ruhe, ohne »Vereiterungen«, heilen kann.

Die längerfristigen Folgen einer seelischen Traumatisierung können Sie auch mit einer schweren Infektionserkrankung vergleichen, bei der man zwar gesund werden kann, deren Erreger jedoch, wie bei der Tuberkulose, abgekapselt im Körper verbleiben. Dort kann die Infektion – der Schmerz der traumatischen Erfahrung – oft jahrelang noch jederzeit wieder »ausbrechen« und so zu einer neuerlichen Erkrankung führen. Gerade dann, wenn die seelische Wunde nicht optimal »gepflegt« wurde, können Folgeerscheinungen und ein späteres Wiederausbrechen der Erkrankung nicht vermieden werden. Die Reaktionen, die Sie weiter oben kennengelernt haben, sind kurz nach der traumatischen Erfahrung quasi »normal«. Erst wenn sie in der Folgezeit weiter bestehen, sind sie als Krankheit im engeren Sinne zu verstehen. Und hier können Sie helfen: Begleiten Sie das Kind und pflegen Sie mit ihm die Verwundungen, damit es zum »sauberen Wundverschluss« kommen kann!

Belastende Lebensumstände, die viel Stress erzeugen – wie neuerliche Traumatisierungen, Verlusterfahrungen in Beziehungen, ein Umzug in eine andere Stadt, schwere, bedrohliche Erkrankungen des Körpers –, können unter extremer Belastung auch nach einer guten ersten »Wundheilung« zu einem neuerlichen Krankheitsausbruch beitragen. Ähnlich wie der Tuberkulose-Patient zeitlebens die Erreger abgekapselt in einer Art Hülle in sich trägt, so verdichtet sich auch beim traumatisierten Patienten die traumatische Erfahrung zu einer Art verkapseltem psychischen Kern und kann bei Schwächung der Psyche wieder aktiv werden. Wie ein gebrochenes Bein an der Bruchstelle bei zu starker Belastung wieder brechen kann, so kann auch der traumatisierte Mensch durch psychischen Stress erneut an »sensiblen Stresspunkten« Krankheitszeichen entwickeln. Eine erste gute Wundversorgung und die (weiter unten aufgeführten) Fähigkeiten zu einem »Selbstmanagement« sowie eine direkte Unterstützung des Kindes oder Jugendlichen helfen jedoch, die Schwere der Krankheitszeichen bei einem neuerlichen Krankheitsausbruch deutlich zu verringern.

Auf das gleiche Phänomen – dass seelische Verletzungen nach langer Zeit wieder aufbrechen – ist die Psychotraumatologie gestoßen, die sich seit einigen Jahren mit den Spätfolgen von Kriegstraumata beschäftigt, die heute alte Menschen im Zweiten Weltkrieg erlitten haben. Wenn sie im Alter alles verlieren, zuletzt auch die eigene Wohnung, dann treten mitunter – zeitversetzt um über 50 Jahre – Symptome einer Posttraumatischen Belastungsstörung auf: wenn z. B. alte Verlust- und Ohnmachtserfahrungen durch die aktuelle Lebenssituation wiederbelebt werden.

Auch bei möglichen späteren therapeutischen Bemühungen wird man im besten Fall eine verbesserte »Wundheilung« erzielen, eine seelische Narbe wird jedoch, wie erwähnt, in der Regel immer bleiben. Es ist wichtig, dies den Kindern und Jugendlichen zu vermitteln, um auch eine Chance für Trauer und Abschied nach Überwindung des Schockzustandes zu ermöglichen. Alte Narben müssen auch nicht mehr (so stark) schmerzen – auch hier hilft wieder der Vergleich mit dem Körper. Aber sie erinnern daran, dass ein Mensch eine Geschichte hat, zu der neben den schönen Dingen auch der Schmerz gehört. Die Zeit und was in ihr geschehen ist werden an den Narben sichtbar – und auch, dass die Zeit Wunden heilen kann, wenn wir sie für eine liebevolle Pflege nutzen, für uns selbst und die Kinder. Niemand kann einem Kind die Verluste und den Schmerz abnehmen. Aber auch Sie als psychologischer Laie können dem Kind helfen, wieder »zu sich« als lebendigem Wesen zu finden, mit Möglichkeiten für freudvolles Erleben, Liebe, Neugierde aufs Leben usw. Sie können einem Kind anbieten, dass es durch Sie Hilfe bekommen kann, die Wunde selbst zu pflegen, und dass Sie ihm dabei helfen wollen.

In diesem Kapitel geht es darum, auf Möglichkeiten hinzuweisen, die ein Erwachsener bereits in den ersten Momenten nach einem traumatischen Geschehen, aber auch in der Zeit danach hat, um dem traumatisierten Kind in seiner Not hilfreich zur Seite zu stehen. Die folgenden Abschnitte nähern sich den unterschiedlichsten Themen an, die Sie beachten sollten. Je nach der Situation, die Sie aktuell oder in Zukunft mit Ihrem/einem traumatisierten Kind zu bewältigen haben, ist es vielleicht auch sinnvoll, einzelne Abschnitte in anderer Reihenfolge durchzuarbeiten statt in der chronologischen Kapitelabfolge dieses Buchs.

## Der akute Notfall: Sicherheit und Hilfe in den ersten Momenten

Begegnen Sie einem Kind, das möglicherweise psychisch traumatisiert wurde, so gilt es in der Regel zunächst, das Kind oder den Jugendlichen aus der akut bedrohlichen Umgebung herauszuholen. Nach einem Unfall, einem Gewaltverbrechen, einer technischen oder Naturkatastrophe sind *das schnelle Erreichen von Sicherheit* sowie der Kontakt mit Angehörigen, Freunden, anderen Menschen für die Stabilisierung der Situation des betroffenen Kindes von entscheidender Bedeutung. Sie fragen gezielt nach dem Sicherheitsgefühl des Kindes und *erklären ihm, dass es jetzt in Sicherheit ist.* Diese Information kann dazu führen, dass die »psychische Blutung« erst einmal gestillt wird. Einem nicht sprachfähigen Kind werden Sie, wenn Sie es allein vorfinden, körperliche Nähe geben und beruhigende Worte sagen sowie für ausreichend Wärme oder Kühlung Sorge tragen und seinen (körperlichen) Durst oder Hunger stillen.

> Mit der traumatischen Situation ist es wie mit einer Herdplatte: Fasst man eine Zehntelsekunde darauf, ist z. B. mit einer Verbrennung ersten oder zweiten Grades zu rechnen. Berührt die Hand die Heizfläche eine Sekunde lang, folgt eine höhergradige Verbrennung dritten oder vierten Grades. Wenn es uns gelingt, das vielleicht traumatisierte Kind möglichst bald aus der dramatischen Situation zu entfernen, können sich die Bilder weniger tief in die Psyche einbrennen, der Schaden wird so im besten Fall minimiert.

Aber Vorsicht: Es ist zu berücksichtigen, dass das Kind oder der Jugendliche unter Umständen ein Bedürfnis hat, den glücklichen oder »geregelten« Ausgang einer bedrohlichen Situation mitzuverfolgen. Dies kann gelten, wenn das Kind oder der Jugendliche z. B. Zeuge eines Unfalls wurde, bei dem *niemand ernsthaft verletzt* wurde, und es bzw. er *selbst auch keine extremen Zeichen für einen Schock* aufweist. Dann sollte das Kind die Geschehnisse mit Ihnen gemeinsam verfolgen dürfen. Prüfen Sie die Situation nun sorgsam.

**Das sollten Sie beachten und danach fragen, wenn ein Kind durch ein dramatisches Ereignis *nicht* in eine traumatische Situation geraten ist:**

- Sind Sie sicher, dass das Kind oder der Jugendliche dadurch, dass es/er Zeuge der Geschehnisse war, nicht traumatisiert wurde oder aktuell immer noch wird?
- Ist zu befürchten, dass sich bei den weiteren Maßnahmen von Rettungswesen, Polizei oder anderen traumatische Szenen ergeben?
- Fragen Sie das Kind, wenn Sie diese Fragen für sich geklärt haben, z. B.: *»Möchtest du zuschauen, wie die Sanitäter der verletzten Fahrradfahrerin weiterhelfen?«*
- Fragen Sie gleichzeitig: *»Fühlst du dich hier sicher? Was kann ich dazu beitragen? Dann können wir hier bleiben und du verfolgst mit mir gemeinsam, dass alles gut ausgeht, wenn du das möchtest.«*
- Wenn Sie dem Kind den »guten« Ausgang glaubhaft vermitteln können, können Sie sich mit dem Kind auch von der Szene entfernen. Das wäre in den meisten Fällen das Beste.
- Bleiben Sie mit dem Kind in Kontakt und sprechen Sie mit ihm, ermutigen Sie das Kind, zu fragen und das Geschehen zu kommentieren.
- Sie können aber dem Kind jederzeit auch sagen, dass Sie lieber mit ihm weggehen möchten, wenn Sie doch das Gefühl haben, dass es zu viel für (Sie oder) das Kind wird.

Sie haben in einer potenziell traumatischen Situation also am Anfang zwei Dinge gegeneinander abzuwägen: Die Situation ist für das Kind dermaßen überwältigend – »intrusiv« –, dass eine Traumatisierung bereits eingetreten oder zu erwarten ist. Das Kind vom Ort des Geschehens zu entfernen ist dann der richtige Weg; sonst »brennen« sich Bilder der traumatischen Situation in das Gedächtnis des Kindes ein, und das »Notfallprogramm« im Gehirn wird aktiviert.

Auf der anderen Seite kann eine Belastung aber auch dadurch entstehen, dass das Kind die Situation nicht einordnen kann, wenn deren Ausgang nicht bis zum Ende verfolgt wird. Sind bei einem Verkehrsunfall beispielsweise zwei Fahrzeuge mit hoher Geschwindigkeit zusammengeprallt, sind die Fahrzeuge zerstört, beide Fahrer jedoch unversehrt aus den Fahrzeugen gestiegen, so kann es sinnvoll sein, dem Kind zu ermöglichen, das Eintreffen der Räumfahrzeuge abzuwarten, damit es sehen kann, wie die Ordnung von Erwachsenen wiederhergestellt wird. Sind dagegen schwerverletzte Personen zu erkennen, die vielleicht sogar in Lebensgefahr sind, so ist die Situation dauernd mit grundsätzlich überwältigenden Eindrücken verbunden, und es erscheint als sinnvoll, das Kind aus der Situation herauszunehmen. Immer ist jedoch auch die (zu erfragende) persönliche Perspektive des Kindes zu berücksichtigen.

Bei Kindern, deren Sprache Sie nicht sprechen, müssen Sie sich auf Aussagen von anwesenden »Dolmetschern« verlassen, die Sie vor Ort finden, oder Sie achten einmal mehr auf die Körpersprache des Kindes. Angst ist z. B. ein Gefühl, das sich schon, wenn man das Kind aufmerksam betrachtet, leicht ausmachen lässt. Deuten Sie mit Gesten an, dass Sie helfen werden, und beruhigen Sie das Kind so. Nachdem das Kind aus der Gefahrensituation herausgebracht und davon überzeugt wurde, dass es nach einem traumatischen Ereignis in Sicherheit ist, können Sie sich in Ruhe dem »Innenleben« des Kindes weiter annähern (wie weiter unten ausgeführt wird).

Wenn Sie Ihrem oder einem fremden Kind in einer akuten Notsituation helfen, müssen Sie zudem die nachstehenden Aspekte besonders beachten. Die folgende Checkliste ist für alle Geschehnisse anzuwenden, bei denen Sie auf potenziell traumatisierte – eigene oder fremde – Kinder treffen. Es wird hier davon ausgegangen, dass mehrere Kinder anwesend sind. Das ist eine schwierigere Situation. Wenn Sie es nur mit Ihrem eigenen, mit nur einem Kind oder Jugendlichen zu tun haben, ist das Vorgehen leichter.

**Welche Erkenntnisse sollten Sie gewinnen, wenn Sie mit mehreren Kindern und Jugendlichen in Kontakt kommen, die gerade ein schreckliches Geschehen erlebt haben oder dessen Zeugen geworden sind?**

- Sie sollten neben der Frage nach ernsten körperlichen Verletzungen erkennen, ob die Situation für Ihr eigenes oder ein anderes anwesendes Kind traumatisch war. Versetzen Sie sich gerade bei den Kleinsten in deren Lage. Für einen Säugling kann z. B. ein mit extremem Krach verbundenes Geschehnis traumatisch sein. Tragen Sie dafür Sorge, dass auch dieses Kind angemessen versorgt wird, wenn alle anderen nur einen Schreck davontragen.
- Verharmlosen Sie einen etwaigen Schockzustand eines Säuglings nicht gegenüber den anderen Anwesenden: »Die Kleine kriegt ja eh noch nichts mit und vergisst alles wieder schnell« – eine weitverbreitete Fehleinschätzung! Über früheste Traumatisierungen und ihre zum Teil verheerenden Folgen wurde oben bereits ausführlich berichtet.
- »Scannen« Sie die Szene ab – auch wenn Ihre eigenen Kinder nicht dabei sind, wenn etwas Schreckliches passiert:
  a) Sind Kinder anwesend?
  b) Wirkt Ihr Kind/wirken Kinder oder Jugendliche auf Sie »geschockt«? – Verwenden Sie die im Abschnitt »Erholung nach dem ersten Schrecken …« eingeführte Checkliste über Schockzeichen.
- Wurden Sie von Ihrem Kind, andere Eltern von Ihren Kindern getrennt? Können Sie diese Erwachsenen informieren (lassen) und sie bald hinzuziehen? Welche Rolle spielen anwesende Eltern(teile), die vielleicht verletzt sind, oder Geschwister, Verwandte, Freunde, Personen von Polizei und Rettungswesen, Haustiere?
- Prüfen Sie sich selbst, ob Sie sich zutrauen, den Kindern zu helfen. Dem eigenen Kind sollten Sie sich in jedem Fall zuwenden, lassen Sie es nach Möglichkeit auf keinen Fall allein!
- Beenden Sie Trennungen von Kindern und Ihren Bezugspersonen, wenn Sie die Situation überblicken und so herumirrende Kinder zu den Eltern begleiten können.
- Wie geht es Ihnen – sind Sie trotz der Ereignisse einigermaßen stabil? Helfen Sie, wenn Sie können. Wenig ist manchmal besser als gar nichts. Haben Sie Mut (gegen die Tendenz der »Look-away-society«, der »Wegschau-Gesellschaft«), auch wenn es nicht um eigene Kinder geht: Morgen kann *Ihr* Kind von der Hilfe eines *Fremden* profitieren, der achtsam ist!
- Werden fremde Kinder möglicherweise schon von anderen versorgt? Sind Erwachsene, die Trost spenden können, in direkter Nähe?

- Nach einer Katastrophe geht es Ihnen selbst und ist es für Ihr Selbstwertgefühl besser, wenn Sie etwas für Ihr eigenes oder andere Kinder tun konnten und nicht einfach vor ihrem Leid weggeschaut haben.
- Vertrauen Sie auf Ihr Gefühl und Ihre Intuition. Diese beiden Kräfte werden in wichtigen Situationen Ihr bester Kompass sein – gerade wenn Sie dieses Buch schon einmal aufmerksam gelesen haben. Diese Instinkte haben den Menschen in Extremsituationen über viele Jahrtausende überleben lassen.
- Führen Sie gegebenenfalls vereinzelt allein dastehende Kinder und Jugendliche zusammen, bieten Sie den Kleinsten an, sie auf den Arm zu nehmen, wenn sie nichts dagegen haben, wenn es die Versorgung z. B. Ihres eigenen Kindes zulässt. Lassen Sie sich von Leuten dabei helfen, die Ihnen spontan als dazu geeignet erscheinen.
- Da Sie es möglicherweise mit Kindern und Jugendlichen unterschiedlichen Alters zu tun haben, müssen Sie bei Ihrem folgenden Vorgehen immer versuchen, sich ein Bild davon zu machen, ob die Art der Hilfe und der Maßnahmen allen Altersstufen gerecht wird.
- Knien Sie sich im Ernstfall wirklich hin, um die Szene »von unten«, auf Augenhöhe der Kinder, im Blick zu behalten.
- Wenn wenigstens ein Erwachsener etwas »macht« und sichtbar »be-wirkt« – dieses Tun der traumatischen »Ohn-macht«, entgegensetzt –, ist allein das bereits ein Schutzfaktor für alle anwesenden Kinder.
- Sind Ihre eigenen, älteren Kinder dabei, so hilft es diesen, wenn sie die eigenen Eltern als für kleinere Kinder hilfreich erleben. Sie wirken so »machtvoll« in einer ohnmächtig erlebten Situation. Vernachlässigen Sie aber nicht die eigenen und andere »große« Kinder!
- Wenn Ihnen mehrere Kinder zu viel sind, kümmern Sie sich nur um Ihr eigenes/um das, welches am bedürftigsten wirkt oder welchem Sie sich Ihrem Gefühl nach zuwenden möchten; es ist schon gut, wenn ein Erwachsener überhaupt nur für ein Kind da ist. Vielleicht folgen Ihrem Beispiel andere Leute im Umkreis. Seien Sie mit sich zufrieden, wenn Ihnen dieser Schritt gelingt, und konzentrieren Sie sich dann auf *dieses* Kind.

Die obigen Überlegungen bezogen sich darauf, dass Sie sich einen Überblick verschaffen wollen, wenn mehrere Kinder und Jugendliche von einem Ereignis betroffen sind. Wenden Sie sich nun dem einzelnen Kind zu, wenn Sie die Lage eingeschätzt haben und möglicherweise »sortieren« konnten. Fragen, die Sie sich nun vielleicht stellen, werden in der folgenden Auflistung zusammengefasst. Sie dienen als so etwas wie Leitfragen, wenn Sie dem Kind oder Jugendlichen konkret helfen wollen.

**Verschiedene Aspekte, die Sie beim Umgang mit einem Kind oder Jugendlichen in oder kurz nach einer akuten Extrembelastung beachten sollten:**

- Wie empfindet das Kind, abhängig vom Alter, die Notfall-Szenerie, wie viel Angst empfindet es gerade?
- Wie kann ich einschätzen, ob das Kind gerade schwer psychisch beschädigt wird oder wurde?
- Welche Rolle spielen die gesamte Entwicklung und das Alter des Kindes oder Jugendlichen bei dieser Einschätzung?
- Gibt es äußere Anzeichen für eine traumatisierende Gesamtsituation, die es nahelegt, das Kind zügig aus der Lage herauszuführen, und wie kann ich dies erkennen?
- Wie nähere ich mich dem Kind?
- Welche Worte wähle ich bei welchem Kind, welcher Altersstufe?
- Welche Informationen lasse ich dem Kind wann zukommen?
- Ist eine körperliche Kontaktaufnahme in dieser Situation sinnvoll?
- Welche (beruhigenden) Worte wähle ich? Was sage ich wann?
- Was kann das Kind selbst tun?
- Wie trenne ich mich wieder von dem Kind, wenn sich die Situation auflöst?
- Was kann ich nach der Extremsituation für das Kind tun, welche weitere Unterstützung ist sinnvoll?
- Wie stelle ich eine weitere professionelle Versorgung eines mutmaßlich traumatisierten Kindes sicher?

Die folgenden Abschnitte werden Ihnen zu den Fragen, die Sie jetzt vielleicht beschäftigen, einige Antworten geben.

## Erholung nach dem ersten Schrecken – in den Momenten danach richtig helfen

Fühlen Sie sich bereit, dem Kind zu helfen? Die wichtigste Voraussetzung für Ihren weiteren Umgang und für das eigene Handeln in einer Situation, in der Sie ein Kind begleiten möchten, das möglicherweise traumatisiert wurde, ist folgende:

Sind Sie selbst übermäßig emotional in eine traumatische Situation einbezogen, hat es Ihnen selbst »den Boden unter den Füßen« weggezogen, so sind Sie für das Kind meist keine Hilfe in einem Gespräch. Sie verstärken durch Ihre eigenen Ohnmachtsgefühle im schlimmsten Falle noch die des Kindes. In einem solchen Fall sollten Sie nach anderen vertrauten Menschen im Umfeld Ausschau halten, die Ihrem/dem Kind in der dramatischen Situation helfen können. Wenn Ihr eigenes Kind betroffen ist, sollte jemand für Ihr Kind *und* Sie sorgen. Sie sollten möglichst nicht getrennt werden.

Die folgenden Ausführungen gehen davon aus, dass Sie das Kind bereits in Sicherheit gebracht haben. Das heißt auch, dass das Kind sich sicher *fühlt* und Sie das Kind ausdrücklich danach gefragt haben. Dem Kind hilft es, wenn Sie unmittelbar nach einem traumatischen Ereignis mit ihm gemeinsam versuchen, zu erfassen, welches Leid es zu tragen hat. Aber gehen Sie dabei nicht selbst mit »unter«. Seien Sie vor allem *da*. Ehrlich gemeintes Mitgefühl von einer starken Position aus hilft. Hierbei ist es wichtig, bei der Schilderung des Geschehnisses nicht zu sehr »in die Tiefe« zu gehen, wenn das Kind oder der Jugendliche dies nicht von sich aus tut. In der Regel gilt, dass die »natürlichen Bewegungen« der Psyche zu respektieren sind: Ein Kind, das still ist, sollte nicht mit Themen rund um das Ereignis überwältigt werden. Ein Kind, das Ihnen alles Mögliche erzählen will, sollten Sie reden lassen; dadurch helfen Sie diesem Kind, den Schockzustand aufzulösen. Versuchen Sie, die richtige Haltung und Stimmlage zu finden, wenn Sie sich auf das Kind zu bewegen.

**Mit welcher Haltung sollte ich einem schwer seelisch verletzten Kind in oder kurz nach der Akutsituation begegnen?**

- Es gilt, kein übersteigertes Pathos in die Stimme zu legen, sondern mit einer gewissen, herzlich zugewandten gelassenen Besonnenheit und etwas Kraft in der Stimme mit dem Kind zu sprechen.
- Behalten Sie das Kind und seine Reaktionen auf den Gesprächsinhalt immer im Auge. Kleinkinder bis etwa zum Kindergartenalter sollten in der Regel von der ihnen am nächsten stehenden Person auf oder in den Arm genommen werden.
- Wenn die Eltern nicht da sind, sollten Sie auch als fremder Erwachsener beherzt das Kind ansprechen.

- Signalisieren Sie, dass Sie Zeit haben.
- Machen Sie es dem Kind *und* sich bequem, richten Sie sich auf das Gespräch oder die stille Anteilnahme ein.

Sie sollten bei einem Gespräch mit dem Kind oder Jugendlichen vor allem zur Sprache bringen, was die Geschehnisse im Kind bewirken und was Sie gemeinsam mit dem Kind oder Jugendlichen tun können, damit es nach der Katastrophe weitergeht. Zu große Nähe zum Traumathema kann wiederum überwältigende Erinnerungen wecken. Ihre Präsenz ist grundsätzlich das Wichtigste. Und auch, dass das Kind sicher sein kann, dass Sie jetzt da sind und auch erst einmal bleiben, bis weitere Hilfe gewährleistet ist. Fragen Sie das Kind in gemeinsamen Gesprächen immer wieder, ob es alles verstanden hat, was Sie mit ihm besprochen haben, oder ob noch Dinge unklar geblieben sind. Wenn traumatische Themen berührt werden, so kann dies jedes Mal die Aufmerksamkeit des Kindes beeinträchtigen und dazu führen, dass es Ihnen nicht mehr richtig zuhört. Halten Sie dann inne und seien Sie behutsam. Führen Sie deshalb schon am Anfang die *Stoppregel* (vgl. den folgenden Beispieldialog) ein, auch wenn das Kind den Wunsch äußert, dass Sie miteinander reden. Das Kind soll wissen, dass Sie sich ausreichend damit auskennen, was es möglicherweise in seinem Inneren nach einer Katastrophe erlebt. Sie sollten ihm vermitteln, dass Sie Acht geben werden, dass Ihr Gespräch nicht wieder (traumatischen) Stress erzeugt.

Wie begegnen Sie dem Kind oder Jugendlichen als Elternteil oder helfender Erwachsener im ersten Gespräch? Hierzu ein Beispieldialog:

*Erw.:* Ich weiß, dass du ganz Schlimmes durchgemacht hast und dass es dir möglicherweise plötzlich ganz schlecht gehen kann, wenn wir jetzt über die Dinge sprechen, die mit dem Schlimmen zu tun haben. Es kann sein, dass du dich plötzlich mit ganz viel Angst an die Sachen erinnerst. Das will ich vermeiden, ich hoffe, das ist auch o. k. für dich?
*Kind:* (Nickt.)
*Erw.:* Lass uns doch vereinbaren, dass du einfach, ohne Erklärungen, »Stopp« sagst oder mit der Hand abwinkst, wenn du plötzlich Angst bekommst oder Panik oder es dir einfach zu viel wird, ja?
*Kind:* (Nickt.)

Körper und Psyche des Kindes werden durch eine traumatische Situation in einen Schockzustand versetzt. Bleibt dieser länger erhalten, schaltet sich im Gehirn das »Notfallprogramm« ein. (Die vielfältigen Zeichen einer Stresskrankheit wurden im 1. Kapitel bereits aufgeführt.) Was sind nun die Anzeichen für einen akuten Schockzustand? Auch diese inneren Veränderungen sind Ausdruck der akut veränderten Funktion primitiver Gehirnstrukturen im Stamm- und Mittelhirn, die bereits erläutert wurde. Im folgenden Kasten sind typische Anzeichen aufgelistet:

**Was sind psychische und körperliche Anzeichen für einen Schockzustand beim Kind?**

*Psychische Zeichen:*
- Gefühl von existenzieller Angst;
- Gefühl, nichts empfinden/fühlen zu können;
- Gefühl, wie neben sich zu stehen;
- Gefühl, nicht man selbst zu sein;
- Gefühl, dass die Außenwelt fremd ist;
- keine Erinnerung an die Situation oder Teile der Situation;
- Gefühl, dass alles auf einmal ganz klein oder ganz groß ist;
- veränderte Zeitwahrnehmung.

*Der Körper meldet sich:*
- Gefühl von Steinen im Magen;
- Gefühl von Schwindel, Übelkeit, Ekel;
- Gefühl, dass der Kopf wie leergeblasen ist;
- Gefühl, der Kopf würde platzen;
- Gefühl, alles krampfe sich zusammen;
- Gefühl, es schnüre einem den Hals zu;
- Gefühl von extremer Kälte;
- Gefühl, es bleibe einem die Luft weg, Atemnot;
- Gefühl, dass das Herz rast, schmerzt oder zerreißt;
- Schmerzen;
- Gefühl, unendlich zu fallen.

*Äußerlich sichtbare Körperzeichen*:
- Blässe;
- Zittern;
- Schwitzen;

- krampfartige Zustände;
- Ohnmachtszustände;
- starrer, leerer Blick;
- Einnässen, Einkoten.

Dies sind immer wieder berichtete Anzeichen für den Schockzustand. In der Regel sind mehrere Symptome da. Oft müssen Sie diese Zeichen aktiv erfragen und mit dem Kind gemeinsam erst eine *Sprache* für die Phänomene finden, da die Kinder oder Jugendlichen nicht wissen, wie sie die Phänomene erklären sollen. Die bildhaften Erklärungen, die Sie oben finden, sind Bilder, die Kinder selbst gefunden haben. Sagen Sie dem Kind, dass Sie wissen möchten, was »im Inneren los ist«, damit Sie das Kind oder den Jugendlichen dabei unterstützen können, dass die Seelenwunden heilen.

Sie können durch die Liste Anregungen erhalten, nach welchen Erscheinungen sie beim Kind fragen können. Lassen Sie das Kind seine eigene Sprache für die Zustände finden! Wenn das Kind mit Ihnen über seelische und körperliche Anzeichen der schweren seelischen Verletzung ins Gespräch kommen darf, entstehen Chancen dafür, dass Selbstheilungsmechanismen unmittelbar wirksam werden. Sie »er-lösen« das Kind aus seiner Einsamkeit mit den psychischen und körperlichen Erscheinungen nach einem Trauma. Fragen Sie das Kind immer wieder, ob es sich mit Ihrem Vorgehen wohlfühlt! So gehen Sie sicher, dass Sie das Kind nicht überfordern oder dass es nicht mit seinen Gedanken ganz woanders ist.

Bisher haben wir uns im Bereich der Worte bewegt. Was braucht nun der Körper, wenn er unter den Folgen einer Erfahrung von Extremstress leidet? Das wird im nächsten Abschnitt erklärt.

## Was der Körper unmittelbar nach dem Schock braucht

Auch der Körper hat seine »Sprache«, mit der er auf Extremstress reagiert. Sie haben oben etwas über diese »Körpersprache« erfahren können. Die beschriebenen »Schockzeichen« sind alle Ausdruck dafür, dass der ganze Organismus sich auf »Flucht oder Kampf« eingestellt hat, diese psychobiologischen Reaktionen aber nicht zum Erfolg geführt haben: zu einer Bewältigung der Bedrohung. Im Folgenden werden die möglichen Hilfen aufgezählt, die Sie dem Kind anbieten können:

**Welche Zuwendung braucht das Kind, bezogen auf den Körper, im Schockzustand?**

- Sorgen Sie für ausreichend Wärme (oder gegebenenfalls Kühlung).
- Fragen Sie das Kind bei allen Maßnahmen, ob es ihm so recht ist.
- Schaffen Sie eine angenehme Beleuchtung, wenn das möglich ist.
- Schützen Sie das Kind vor Leuten, vor Gerüchen, Geräuschen, anderen Sinneswahrnehmungen, die jetzt stören könnten. Dazu müssen Sie das Kind fragen, ob dieses oder jenes stört.
- Wenn Sie etwas Wärmendes – eine Decke oder eine Jacke/einen Mantel – dahaben, bieten Sie dem Kind an, dass es sich damit einhüllt, oder fragen Sie, ob Sie das tun dürfen.
- Auch physische Wärme von innen kann helfen: Ein warmer Kakao oder Tee hilft – wie die anderen Maßnahmen – die Schockreaktion im Körper aufzulösen. Beauftragen Sie andere Beteiligte, diese Dinge herbeizuschaffen, und bleiben Sie selbst beim Kind.
- Ist das Kind älter, dann nähern Sie sich dem Kind körperlich nur vorsichtig an und fragen Sie, ob es einen Kontakt mag, z. B. wenn Sie ihm Ihre Hand auf die Schulter legen.
- Gerade nach tätlichen oder sexuellen Gewalterfahrungen kann körperliche Nähe wichtig sein, aber auch als besonders bedrohlich erlebt werden.
- Die Nähe von Bezugspersonen ist in der Regel die beste Medizin. Wenn Sie dafür sorgen können, dass jemand, den Sie beauftragen, die Eltern oder auch ein älteres Geschwisterkind herbeiholt, das in die Schule geht, in der das Unglück passiert ist, dann versäumen Sie diese Gelegenheit nicht.
- Fragen Sie immer – und lieber einmal zu viel als zu wenig –, was Sie tun sollen. Wenn das Kind vielleicht im Schockzustand wie »weggetreten« ist, kündigen Sie an, dass Sie es jetzt – z. B. an der Schulter – berühren werden. Bitten Sie das Kind oder den Jugendlichen, anzudeuten (durch Kopfnicken oder -schütteln) oder zu sagen, ob eine Berührung in Ordnung ist.

Für die meisten Menschen ist es zunächst ungewohnt, in dieser Weise auf körperliche Dinge zu achten. Normalerweise verlassen wir uns darauf, dass der Körper schon »irgendwie richtig funktioniert«, und schenken ihm keine besondere Beachtung. Die Ausführungen haben hoffentlich gezeigt, dass Sie diese Seite nicht vernachlässigen sollten.

Wenn Sie nicht Vater oder Mutter des Kindes sind, ist es zudem wichtig, wie Sie das Kind zu gegebener Zeit an die Bezugspersonen »übergeben«. Im Folgenden werden hierzu einige Empfehlungen ausgesprochen:

**Was sollten Sie beachten, wenn Sie das Kind nach einer akuten Traumatisierung betreut haben und es nun an die Eltern oder andere Verantwortliche »übergeben«?**

- »Übergänge« sind in krisenhaften Lebensumständen für Kinder immer belastend – nicht nur nach einem Trauma. Lassen Sie sich also Zeit für Ihr Vorgehen. Das lohnt sich, und es vermittelt dem Kind einmal mehr, das es auch in der Welt nach dem Trauma aufgehoben ist.
- Stellen Sie also zunächst einen guten Kontakt zu den Eltern oder anderen Verantwortlichen her.
- Berichten Sie den Erwachsenen, die jetzt für das Kind sorgen, von den Erfahrungen, die Sie gerade mit dem Kind gemacht haben.
- Die akuten Reaktionen sollten Sie detailliert schildern, damit später ein Therapeut von den Eltern erfahren kann, wie die Akutreaktion des Kindes oder Jugendlichen war. Das könnte ein Fachmann später wissen wollen.
- Geben Sie den Eltern Ihre Anschrift oder Telefonnummer, wenn Sie lieber später mit ihnen reden wollen. Das kann auch sinnvoll sein, wenn Sie das Kind mit Ihrem Bericht nur wieder belasten würden.
- Verabschieden Sie das Kind in Ruhe und begleiten Sie es nach Möglichkeit noch eine Weile gemeinsam mit den Eltern.
- Bieten Sie auch dem Kind an, dass es Sie zu einem späteren Zeitpunkt wieder ansprechen oder treffen darf, wenn es das möchte.
- Vielleicht können Sie dem Kind auch eine Kleinigkeit mitgeben – im Ernstfall ist auch ein Glückscent schon etwas wert. Welchen Wert etwas für uns hat, hängt von den Bedeutungen ab, die wir den Dingen beimessen. Sie waren in der Stunde der größten Not für das Kind oder den Jugendlichen da. Das prägt sich tief im Herzen des Menschen ein – oft noch verstärkt, wenn Sie ihm etwas von sich gegeben haben. Manch ein Kind will nichts haben; seien Sie dann »flexibel« und nicht gekränkt. »Alles ist o. k.«, wenn die Seele des Kindes »brennt«.

Nun verlassen wir die akute Situation und finden uns ein in den Tagen nach dem Trauma. Die Seele »spielt« im Erleben des Kindes oder Jugendlichen jetzt möglicherweise »verrückt« – und Sie können ihm helfen, sich selbst besser zu verstehen.

## Wege aus der Sprachlosigkeit – nach dem Trauma die äußere und innere Welt erklären

Die Erfahrung mit Kindern und Jugendlichen nach traumatischen Ereignissen hat gezeigt, dass es ihnen hilft, wenn sie sich selbst und ihre inneren wie äußeren Veränderungen nach dem Trauma verstehen können. Vor allem die inneren Erfahrungen von Flashbacks, Übererregung usw. beunruhigen das Kind sehr. Wenn es erleben kann, dass Sie »mitgehen«, das Kind mit seinen »unerwünschten Trauma-Wirkungen« verstehen und als Erwachsener sogar etwas erklären können, ist für das Kind oder den Jugendlichen viel gewonnen. »Nicht mehr allein sein mit dem Wahnsinn im Kopf«, hat eine Jugendliche einmal formuliert, als ich sie gefragt habe, was ihr die Erklärungen gebracht hätten.

Die folgenden Erläuterungen richten sich zunächst an die Kleinsten: an die, die gerade erst gelernt haben, halbwegs sicher mit der Sprache umzugehen. Sie haben also in noch geringem Umfang intellektuelle Fähigkeiten entwickelt, haben gerade erst begonnen, die Welt mit dem Verstand zu verstehen. Wie Sie die Qualität einer traumatischen Situation Kindern unterschiedlichen Alters erklären können, wird weiter unten gezeigt. Zuvor ist es aber wichtig, mit dem Kind über psychische Vorgänge allgemein zu sprechen. Psyche, Seele, psychischer Apparat – selbst die Wissenschaft ist sich nicht immer einig, über was sie spricht. Fest steht, dass wir diese Begriffe oft im Alltag gebrauchen, aber dabei selbst nicht immer genau wissen, was sie bedeuten.

Was wird da eigentlich verletzt? Wie erkläre ich dem Kind, was die Psyche, die Seele eigentlich ist? Man sollte mit dem anfangen, was das Kind schon weiß. Vielleicht hat es sogar eine Vorstellung davon, was die Seele ist? Danach sollte zunächst gefragt werden. Viele Kinder haben aber keine Antwort parat, wenn wir nach der Psyche oder Seele Fragen. Hier ein Dialog mit einem 4-jährigen Mädchen, Anna genannt, dem der Begriff *Psyche* oder *Seele* erklärt wird:

*Erw.:* Weißt du, was die Seele oder die Psyche ist?
*Anna:* Nö, weiß ich nicht.
*Erw.:* Na, dann will ich mal versuchen, dir das ein bisschen zu erklären. Aber das ist nicht einfach, weil die Erwachsenen das nämlich auch nicht so genau wissen. Die Seele könnte im Kopf sein, aber

wohl nicht nur da. Manche meinen auch, sie ist im Herzen. Weißt du, wo das ist?
*Anna* (zeigt auf ihre Brust): Ich glaube, hier?
*Erw.:* Ja, genau. Aber noch mal zum Kopf oder Gehirn. Das Gehirn, das ist wie ein Computer im Kopf, mit dem machst du dir deine Gedanken, und er sagt auch, wo der Körper hingeht – dieser Computer im Kopf, das ist bestimmt ein wichtiger Teil der Psyche oder Seele. Manche Teile der Seele kann man vielleicht auch gar nicht kennen – wir können ja nicht in den Kopf hineinschauen! Gut. – Warst du heute schon mal froh?
*Anna:* Ja, als Mama mir mein Lieblingskleid angezogen hat, als wir zu dir gefahren sind!
*Erw.:* Das ist ja schön. – Hast du auch jemanden lieb?
*Anna:* Ja, Mama und Papa und Strolchi, unseren Hund!
*Erw.:* Guck mal: und ich denke, wenn wir froh sind oder jemanden lieb haben oder traurig sind, dann ist das die Sprache der Seele. Genau wissen wir das aber nicht, wir können ja wie gesagt in den Kopf und so nicht einfach reinschauen! Das ist ein bisschen wie mit der Luft. Wir wissen, sie ist da, manchmal bewegt sich auch eine Blume, wenn die Luft hindurchweht, aber wir können die Luft nur durch ihre Wirkungen sehen oder wenn sie mal ganz dreckig ist oder voller Nebel. Aber eigentlich trägt die Luft den Dreck oder das Wasser vom Nebel dann nur. Sonst sieht man nix, und trotzdem ist sie da, und wir brauchen sie zum Atmen. Und der Mensch braucht die Seele in seinem Körper, um Mensch zu sein. Weißt du jetzt vielleicht ein bisschen mehr, was die Seele ist?
*Anna:* (Nickt.)

Wir können das Kind dann noch fragen, ob ihm noch Beispiele für Gefühle einfallen, können es anregen, die Seele zu malen oder zeichnen.

Jetzt können wir mit dem Kind auch über die Dinge sprechen, die einer Seele passieren können; fangen wir mit schönen Dingen an: ein schönes Geschenk, eine schöne Begegnung – das macht der Seele Freude. Aber es gibt ja auch die anderen Seiten: ein schlimmer Streit mit einem Freund, der einen sehr ärgerlich machen kann. Oder wenn wir etwas verlieren – das kann traurig machen. Aber was noch viel schlimmer ist: wenn die Seele ganz, ganz doll verletzt wird. (Wie eine solche Verletzung aussehen kann, was das ist und wie wir mögliche Folgen, mit denen das Kind sich bereits abmüht, erklären können, das wird weiter unten erläutert.)

Für das Kind ist es wichtig, dass Sie mit ihm ein gemeinsames Verständnis der aktuellen Lebenslage herstellen. Dafür ist es sinnvoll, dass Sie ihm zeigen, dass Sie eine Ahnung davon haben, welche innere Katastrophe es möglicherweise gerade durchmacht. Für eine angemessene Anerkennung von seelisch schwerst verletzten Menschen ist es wichtig, dass nicht plötzlich alles zu einem Trauma wird: Nicht jede seelische Belastung entspricht den Kriterien aus Kapitel 1, die Sie auch dem Kind gut erläutern können. Sie stellen mit dem Kind Einvernehmen her, wenn Sie erklären, was Sie unter einem Trauma verstehen. Die Ausführungen in Kapitel 1 (»Wann spricht man eigentlich von einer traumatischen Erfahrung?«) werden dem Kind nun verdeutlicht. Hier ein Beispiel für eine Erklärung zum Begriff *traumatische Situation*:

*Erw.:* Stell dir mal ein Kaninchen vor, das gerade von einer Katze verfolgt wird. Das Kaninchen kann sich gerade noch in einen Winkel zwischen zwei Steinen retten. Die Katze kann nicht an das Kaninchen ran, aber die Tatze der Katze flitzt die ganze Zeit vor den Augen des Kaninchens hin und her. Das Kaninchen sitzt in einer Falle: Es kann weder weglaufen, noch kann es kämpfen und sich wehren. So eine Situation, die nennt man eine traumatische Situation – wenn ganz große Gefahr da ist und man absolut gar nichts mehr machen kann und riesige Angst hat. Man könnte das auch »Nichts-geht-mehr Situation« nennen. Menschen kann es auch so ergehen, wenn sie zuschauen müssen, wie anderen etwas Schlimmes passiert. Wir fühlen ja mit anderen mit, und da kann es Menschen manchmal genauso Angst machen, wenn sie mit zusehen müssen. Das wäre so, als müsste der Bruder von dem Kaninchen vom Kaninchenbau aus zusehen und Angst um seinen Bruder haben, der gerade von der Katze gejagt wird. Da ist das kleine Herz vom Kaninchen und seinem Bruder wie schockgefroren: Nichts geht mehr, Wut und vor allem

die Tränen sind dann wie eingefroren. Vielleicht geht es dir ja auch so mit der schlimmen Sache, wie den Kaninchen?
Das Kind kann dann aufgefordert werden, über seine Lage zu sprechen. Sagen Sie ihm, dass es auch in Ordnung ist, wenn es nichts sagen möchte. Sie haben dem Kind jetzt aber signalisiert, dass Sie seine Lage ein wenig verstehen. Die Kinder sind in der Regel sehr dankbar für dieses gemeinsame Verständnis der Lage mit all ihren Schwierigkeiten und ihrer Grausamkeit.

Kindern in jüngerem Alter ist es am schwersten, die Dinge zu erklären. Die Eltern sollten dann besonders gut informiert werden. Die Beispiele sind grundsätzlich auch für ältere Kinder geeignet, müssen entsprechend in eine andere Sprache übertragen werden. Fragen Sie das Kind immer erst, was es selbst für Vorstellungen zu den Themen hat! Bei Jugendlichen hat es sich auch bewährt, zu sagen: »Einem Kind könnte man das etwa so erklären ...« – und dann bringen Sie das Kinder-Beispiel. Auch ältere Kinder und Jugendliche nehmen die bildreiche Sprache oftmals gerne auf.

Die *Funktionsweisen des psychischen Apparates im Notfallprogramm* erscheinen den Kindern und Jugendlichen oft höchst verwirrend, und sie sind sich auch deshalb nach einem Trauma selbst fremd und haben Angst, verrückt geworden zu sein. Was immer die psychischen Auswirkungen auf die (kindliche) Seele auch sein mögen, eines können und sollten Sie immer deutlich und verständlich vermitteln:

»Das, was dein Körper und deine Seele jetzt als Reaktion auf die schlimmen Ereignisse sagen, ist *normal,* und das, was du erlebt hast, das ist *verrückt.*«

Solche einfachen Erklärungen schaffen allesamt *Vertrauen* zwischen dem Kind und den Menschen in seiner Umgebung. Und das Vertrauen ist im Angesicht des Traumas verlorengegangen und muss langsam wieder aufgebaut werden. Das Kind kann sich in einer Lage, in der Unverständnis und Verzweiflung das Leben bestimmen, aufgehoben und verstanden fühlen.

Bevor Sie mit dem Kind vertiefend über das, was in ihm selbst als

Folge des Traumas geschehen ist, sprechen, sollten Sie ihm erste einfachere Erklärungen für die »seelischen Wirbelstürme« in seinem Innern angeboten haben. Hierbei kann der Vergleich vom Psychotrauma und chirurgischem Trauma helfen.

Wie erklären Sie dem Kind, welche weiteren Wirkungen die schwere Verletzung der Seele, die Sie gemeinsam »entdeckt« haben, vielleicht hervorgerufen hat? Eine wichtige Voraussetzung für die Heilung einer schweren psychischen Verletzung ist, möglichst *alle* eigenen »unsichtbaren« Reaktionen auf das Ereignis zu verstehen. Dazu können Sie Beispiele aus der Welt des Physischen, des Körpers, verwenden, die auch kleinere Kinder gut verstehen. Das folgende Fallbeispiel arbeitet mit dem Vergleich von *Psychotrauma* und *chirurgischem Trauma:*

> *Der 8-jährige Maik war dabei, als sein 6-jähriger Bruder Christian von einem Kleintransporter zehn Meter durch die Luft geschleudert und dabei schwer verletzt wurde. Schlimmer noch: Die Mutter hatte ihm aufgetragen, auf seinen kleinen Bruder Acht zu geben. Er hatte nach seinem Empfinden kläglich versagt. Und der Bruder wäre deshalb fast gestorben.*
> *Panikstimmung auf der Straße, der Verkehr kommt sofort zum Erliegen, die Menschen eilen hin zum verletzten, reglos daliegenden und stark blutenden Kind, jemand ruft aufgeregt per Handy den Rettungswagen. Alles dreht sich um Christian. Der Rettungswagen trifft ein, Reanimationsmaßnahmen werden eingeleitet. Christian scheint gerettet.*
> *Maik steht am Straßenrand, unfähig, sich von der Stelle zu bewegen, ist wie erstarrt. Er wird Teile dieser Situation direkt nach dem Unfall später nicht erinnern können – »peritraumatische Dissoziation« nennen die Fachleute dieses Phänomen des plötzlichen Gedächtnisverlusts in traumatischen Zusammenhängen. Niemand scheint ihn zu beachten. Dieses Kind erleidet in diesem Moment eine nach außen unsichtbare schwere* psychische *Verletzung.*

Christian erleidet ein *chirurgisch* gut zu versorgendes Trauma, d. h. es sind verschiedene Organsysteme von Verletzungen betroffen. Er wird den Unfall ohne körperliche Folgeschäden überstehen. Die Rettungsassistenten am Unfallort haben zunächst nur ein Ziel: das (physische) Überleben des sichtbar verletzten Patienten zu sichern. Auf im Zusammenhang dieses Notfalls zweitrangige Symptome wird nicht eingegangen. Verletzungen werden daraufhin überprüft, ob sie lebensgefährlich sind. Die Atmungs- und die Kreislauffunktion müssen wiederhergestellt und stabilisiert werden. Das Gehirn wird über den Blutkreislauf mit Sauerstoff versorgt und kann, wenn Atmung und Kreislauf versagen, leicht geschädigt werden. Blutungen werden deshalb gestillt, das Atmungsorgan wird frei und die Atmung wird durch Geräte in Gang gehalten, um die lebensnotwendigen Funktionen des Körpers zu sichern. Flüssigkeit und kreislauffördernde Medikamente werden injiziert, um eine organische Schockreaktion zu vermeiden.

Was passiert zeitgleich mit dem »psychischen Apparat« von Maik? Das psychische Trauma ist mit dem chirurgischen zu vergleichen. Es folgt ein Dialog, den man auch auf andere belastende Situationen übertragen kann. Sie nähern sich so dem »unsichtbaren« Leid des Kindes an und stellen im besten Falle hilfreiche Nähe her, eine bessere Wieder-Verbindung zu tragfähigen menschlichen Beziehungen. Der folgende Beispieldialog soll aufzeigen, wie Sie dem Kind erklären können, was eine *psychische Verletzung* ist:

*Erw.:* Maik, dir ist mit deinem Bruder da etwas Schlimmes passiert, er hat sich schwer verletzt, aber du warst dabei, und eine Seele kann auch schwer verletzt werden. Was die Seele vielleicht ist, das haben wir ja eben schon besprochen. *(Anmerkung: Bei kleineren Kindern fragt man hier noch zusätzlich, ob der Begriff »Verletzung« vertraut ist: Das Beispiel der Schürfwunde am Knie o. Ä. eignet sich, um von da aus auf die seelische Verletzung zu kommen.)*
*Maik:* (Nickt.)
*Erw.:* Wir können die Verletzung bloß nicht wirklich sehen. Aber genauso wie es beim Körper Verletzungszeichen gibt, so können wir auch bei der Seele Verletzungszeichen feststellen, die immer wieder bei Menschen auftreten. Ich werde dir jetzt mal einige wichtige nennen, und du schaust, ob du die von dir kennst, ja? So können wir sehen, welche Pflege deine »Seelenwunde« vielleicht braucht?
*Maik:* (Nickt.)

Hier wurde deutlich gemacht, wie Sie bei einem Grundschulkind vorgehen können. Bei älteren oder jüngeren Kindern können Sie die »Sprachwahl« entsprechend ändern. Was die Psyche oder Seele ist, können Sie dem Kind anhand des obigen Beispieldialogs erklären.

Jetzt können Sie gemeinsam mit dem Kind klären, welche Krankheitszeichen es entwickelt haben könnte. Sie helfen dem Kind oder Jugendlichen damit weiter, Wege aus der Einsamkeit mit den Folgen der inneren Verwüstung zu finden.

Ein Kind, das seelisch schwer verletzt wurde, leidet noch einmal mehr unter den schwer zu beschreibenden anhaltenden Wirkungen des Extremstresses. Es hat sich gezeigt, dass es einem seelisch schwer verletzten Kind oder Jugendlichen hilft, wenn man gemeinsam mit ihm erst einmal zu verstehen versucht, wieso Seele und Körper in dieser Form auf den Stress reagieren. Gerade Kinder sind dankbar, wenn sie aus einem Zustand befreit werden, in dem sie die veränderten inneren Vorgänge im Körper und in der Seele nicht verstehen können. Sie wollen endlich wissen, was mit ihnen los ist; ältere Kinder fragen sich: Bin ich jetzt verrückt? Warum bin ich offenkundig anders als andere Kinder? Für Kindergarten- und noch kleinere Kinder wiederholt und vergrößert sich der Schrecken, wenn sie durch Flashbacks von dem Horror des Traumas verfolgt werden und den Vorgängen keinen Ausdruck geben können. Für sie ist das Trauma möglicherweise gar nicht *wirklich* zu Ende, in ihrem Zeit- und Realitätsempfinden entsprechen die schlimmen Bilder vielleicht sogar immer noch der Wirklichkeit. Für die Momente, in denen sie beispielsweise Flashbacks ausgesetzt sind, erleben sie sich vielleicht wirklich als »ver-rückt« – der Verstand kann noch nicht so »zur Hilfe eilen« und dem Bewusstsein klar machen: »Das war gerade nur ein ›Film‹, auch wenn es sich wie ›hier und jetzt‹ anfühlt, was dir die Erinnerung da gerade vorgegaukelt hat.«

Es ist also von großer Bedeutung, dass Sie versuchen, mit den Kindern zu reden. Ein aufklärendes Gespräch über die möglichen *Folgen* einer schweren seelischen Verletzung hat noch keinem Kind geschadet. Manche Kinder greifen spontan Inhalte des Gesprächs auf und verbinden sie mit den eigenen Erlebnissen, aber manchmal ist es auch so, dass Sie die meiste Zeit reden. Hier nun eine weitere Hilfe, wie Sie die *Symptomatik von typischen Traumafolgen erklären* können:

Sie zeichnen für das Kind (im folgenden Beispiel für die 6-jährige Anna) am besten ein Bild mit drei Kreisen, die wie die Schalen einer Zwiebel ineinanderliegen. So haben Sie einen »Aufhänger«, und die Vermittlung der Materie ist nicht so abstrakt und »trocken«.

*Erw.:* »Stell dir vor, dein Gehirn besteht aus drei Schalen, wie eine Zwiebel aus Schalen besteht! Und in der Mitte, hier – der mittlere Bereich –, das ist unser »altes« Gehirn, das funktioniert ganz so, wie z. B. bei Eidechsen, deswegen sagen einige Leute auch Eidechsengehirn dazu. Damit befiehlt das Gehirn dem Körper auch, wie er funktionieren soll, wenn der Mensch totale Angst hat und in Gefahr ist. Im mittleren Gehirn, da sind die Gefühle und Erinnerungen. Und hier, außen, da sind die »grauen Zellen«, das ist der Teil unseres Gehirns, mit dem wir schwierige Sachen denken: z. B., wie man einen Schlüssel ins Schloss bekommt oder ein Fahrrad repariert oder wie viel neun und drei sind.

Normalerweise sind die grauen Zellen und das Gefühlsgehirn der Boss im »Computer Kopf«. Sie sagen, wo es langgeht. Wenn die Sinne – Augen, Ohren – alle sagen: »Ganz große Gefahr – Achtung, Lebensgefahr!«, dann macht es »klick« im Kopf, und das Eidechsengehirn übernimmt so lange das Kommando, bis das Schlimme vorbei ist. Es funktioniert automatisch und ganz einfach: Es ist wie ein Notfallprogramm und steuert ohne viel Nachdenken alles Mögliche, damit der Mensch gegen die Gefahr gut kämpfen oder aber schnell weglaufen kann. Denken wir noch mal an das Kaninchen vom letzten Mal – weißt du noch, das, was die Katze in die Enge getrieben hatte? Das konnte aber nicht kämpfen oder fliehen. Und in so einer »Nichts-geht-mehr-Situation« bleibt das Notfallprogramm vom Eidechsengehirn angeschaltet und ist weiter Boss in der Steuerzentrale und nervt, weil es immer noch denkt, es besteht Gefahr, obwohl schon längst alles vorbei ist.

Das macht dann folgende Sachen in deinem Kopf und Körper *(Sie zeichnen für das Kind dann nebeneinander drei Kreise auf und schreiben »1«, »2«, »3« hinein):* Erst mal macht das Gehirn mit dem Körper das, was ein Sportler macht, der sich gerade für den Wettkampf vorbereitet: Er macht sich für den Wettkampf warm – er trainiert schon mal, um beim Startschuss topfit zu sein. Und so macht es auch das Notfallprogramm mit deinem Körper: Es setzt ihn »unter Strom«, macht ihn superwach: Das merkst du, wenn du z. B. so nervös bist, immerzu mit deinen Beinen wackelst *(die Zeichen von Übererregung und die weiteren Symptome des Kindes werden nun mit diesem gemeinsam durchgegangen und können bei Schulkindern neben Kreis 1 notiert werden).* Du siehst, wenn wir kämpfen oder flüchten wollten, dann sind diese Dinge sinnvoll. Aber dein Eidechsengehirn verwechselt Situationen hier und heute ja mit früher, als die kleine Anna in dir wirklich in Not war und nicht herauskam. Da können wir erst mal nix machen. Da in der Schaltzentrale ist manchmal immer noch die alte Angst der Boss. Der Schalter im Kopf ist halt immer noch auf »Alarm« gestellt. *(Vgl. auch den Abschnitt »Erholung nach dem ersten Schrecken ...«; dort sind Anzeichen für einen Schock aufgelistet.)*

*(Nun verweisen Sie auf Kreis 2 und erörtern die intrusiven Symptome [überwältigende Erinnerungen] des Kindes:)* Dann hat das alte Gehirn noch ein anderes Programm: Stell dir doch noch mal das Kaninchen vor, ja? Damit so was Schlimmes mit der Katze nicht wieder vorkommt, schickt die Erinnerungszentrale bei jeder Gelegenheit, wenn das Kaninchen an die Katze erinnert wird oder sich wieder so in die Enge getrieben fühlt, immer wieder schlimme Bilder los, die wie ein Blitz einschlagen, z. B. Bilder von der Pfote der Katze – und dann hat das Kaninchen wieder genauso viel Angst wie damals. Oder vielleicht träumt das Kaninchen auch von der schlimmen Situation. So passt es immer wieder auf, dass es nicht von der Katze angegriffen wird. Das ist eigentlich gut, denn so bleibt das Kaninchen auf der Hut und wird nicht von der Katze gefangen. Und so ist das vielleicht auch bei uns Menschen, als wären wir noch im Urwald und wären von einem Löwen angefallen worden.

Schau, wenn du die schlimmen Bilder siehst, wenn etwas an die schlimmen Dinge erinnert, dann denkt das Eidechsengehirn auch, dass du aufpassen sollst, dass du solchen Dingen in Zukunft aus dem Weg gehen sollst. Aber es ist halt wie bei einer Maschine, die immer einfach weiter läuft, wenn man sie nicht ausschaltet: Jetzt ist ja alles vorbei und du bist in Sicherheit, aber das alte Gehirn arbeitet immer noch im Alarmzustand – eigentlich, weil es dich schützen will. Und die Bilder tun ganz doll weh, hast du gesagt. Und Schmerzen haben ja auch einen Sinn: Wenn wir Zahnschmerzen haben, gehen wir zum Zahnarzt, und er macht die Zähne wieder heil, damit der Zahn weiterlebt und nicht eines Tages ausfällt. Und du hast mir von den bösen Träumen erzählt, dass diese Alpträume dich manchmal in Panik versetzen, und du hast mir ja von den schlimmen Bildern am Tag erzählt ... Und das alles ist auch wie Schmerzen im Körper. Und jetzt sind du und deine Eltern hier, und wir überlegen zusammen, dass die Wunden in deiner Seele einen Verband und viel Pflege brauchen – wie der kranke Zahn oder eine Verletzung der Haut.

*(Dann weisen Sie auf den dritten Kreis, der für Vermeidungsverhalten und Abwesenheitszustände/Dissoziationen steht:)* Und dann ist es so, dass das, was wir bis hierher besprochen haben, natürlich richtig anstrengend ist! Du hast selbst erzählt, wie sehr es dich nervt, abends nicht schlafen zu können, weil dann die Bilder kommen oder du immer so leicht ausrastest und viel aufgeregt bist. Da habe ich von deinen Eltern gehört, dass du seit dem schlimmen Unfall im Wasser damals gar nicht mehr schwimmen gehen willst. *(Sie weisen auf eine typische »Triggersituation« hin, die aus der Vorgeschichte hervorgeht.)* Es ist ja nicht alles Wasser gefährlich, und ich glaube, du schützt dich auch davor, nicht an die Sache von damals zu denken, und hast so weniger Stress? *(Kind nickt.)* Schau, so gibt es vielleicht noch mehr Dinge, die du vermeidest, damit du zur Ruhe kommst. Und dein Gehirn hilft da auch: Du und deine Eltern und die Lehrerin haben gesagt, dass du manchmal so »wie weg« bist und die anderen dich dann anschubsen müssen, damit du wieder »da bist«? *(Kind nickt wieder.)* Ich glaube, da schaltet dann das Gehirn mal für Momente auf »Durchzug«, und der Körper ruht sich von dem ganzen Stress aus. Und du siehst, eigentlich haben alle Krankheitszeichen einen Sinn. Und du reagierst ganz normal. Was passiert ist, dass ist nicht normal, das kann die Seele eines Menschen fast nicht tragen, und deswegen springt im Gehirn halt das Notfallprogramm an.

Und was wollen wir für deine Seele hier tun? Wir sagen ja auch, dass die Liebe und Traurigkeit Sachen sind, die das Herz betreffen, hast du das auch schon mal gehört? *(Kind nickt.)* Ich glaube, dass ein Trauma so ist, als würde das Herz wie »schockgefrieren«. Eigentlich machen die schlimmen Sachen, die passieren, wütend oder auch traurig. Aber das Herz ist ohnmächtig und erstarrt zu Eis, auch die Tränen und die Wut und alles. Und nun können wir, du und deine Eltern, durch die Pflege des Herzens schaffen, dass es wieder weich werden kann und die Tränen wegfließen können.«

Fragen Sie das Kind noch einmal, ob es das Gesagte verstanden hat. Man kann auch die Eltern bitten, es dem Kind anhand der Zeichnungen noch mal zu erklären, oder man kann selbst in den Folgestunden Inhalte teilweise wiederholen, wenn das Kind einige Aspekte noch nicht verstanden hat, die einem als für das Selbstverständnis des Kindes wichtig erscheinen.

Sprechen Sie dann über weitere Zeichen, die einer Traumatisierung folgen können: Wenn die Kinder plötzlich ein zwanghaftes Verhalten entwickeln, Appetitstörungen haben usw. Kommt es auch zu nächtlichem Einnässen oder Einkoten, dann ist das den Kindern oder – noch schlimmer – den Jugendlichen enorm peinlich. Nehmen Sie Rücksicht auf die Schamgefühle und verstehen Sie diese Symptome zusammen mit dem Kind als Ausdruck der extremen Anspannung, die sich in der Nacht in der »völligen Entspannung«, auch der Schließmuskeln, ihren Ausgleich sucht. Auch die Auffälligkeiten, die das Kind plötzlich in sozialen Bezügen hat, sollten Sie als Ausdruck der Trauma-Situation gemeinsam mit dem Kind oder Jugendlichen verstehen.

Sprechen Sie auch Ängste des Kindes an, die nicht immer überwältigend sein müssen und trotzdem gewürdigt werden sollen!

Sie sollten darauf achten, dass Sie eine Situation »erwischen«, in der das Kind aufnahmefähig und ausgeruht ist. Eine solche Erklärung des Traumas und seiner Folgen wie im obigen Beispiel ist für ein 6-jähriges Kind schwer zu »verdauen«. Machen Sie ruhig Pausen, in denen das Kind sich bewegen kann.

Die Kinder interessieren sich in der Regel sehr für diese Zusammenhänge! Erklären Sie alles am besten in dieser Art zuerst Ihrem Partner oder einem Freund. So merken, Sie, ob Sie das, was Sie sagen wollen, selbst ganz verstanden haben, oder Sie erhalten noch Anregungen, wie Sie es besser darstellen können. Der obige Dialog hat Beispielcharakter und muss natürlich nicht wortwörtlich zitiert werden!

## Abschied nehmen – Chance und »Lösungsweg« nach dem Verlust eines geliebten Menschen

Diese Fragen werden viele Erwachsene nach dem Verlust wichtiger Menschen im Umfeld eines Kindes beschäftigen: Soll das Kind oder der Jugendliche eine Chance erhalten, den geliebten verstorbenen Menschen vor der Beerdigung noch einmal zu sehen? Oder ist dies nur eine Zumutung oder Überforderung für den jungen Menschen? Es ist wichtig, darauf hinzuweisen, dass ein Abschiednehmen vom Menschen, den man verloren hat – entweder im Krankenhaus, in einer pathologischen Abteilung im Krankenhaus oder bei der Beisetzung –, in der Regel für die Kinder von größter Bedeutung ist. Das konkrete Abschiednehmen vom leblosen Körper verdeutlicht dem Kind, dass der Tod ein endgültiges Geschehen ist. Es kann mit seinen Sinnen wahrnehmen, dass das Leben aus dem Körper gewichen ist. Ein »Ab-Schluss« wird durch die Handlung des Verabschiedens leichter möglich.

Bevor ich näher auf das Abschiednehmen eingehe, werden aber noch einige Fragen besprochen, die sich Kinder oder Jugendliche allgemein oft stellen, wenn ein Mensch, der ihnen nahe steht, gestorben ist. Die folgenden typischen Fragen sollten Sie gegebenenfalls ansprechen, um ein Kind bzw. einen Jugendlichen bei der Erfahrung des Verlusts zu entlasten:

**Häufige Fragen von Kindern oder Jugendlichen nach einem Verlust eines nahestehenden Menschen durch Tod sind:**

- Habe ich Schuld, dass Mutter/Bruder/Freund gestorben ist?
- Sterbe ich oder andere Menschen auch bald?
- Was ist der Tod, was passiert im Tod?
- Was kommt nach dem Tod?
- Wo ist der verstorbene Mensch jetzt?

Bieten Sie dem Kind unaufdringlich an, über die genannten Themen zu sprechen. Wenn das Kind angibt, dass es sich keine Gedanken darüber macht, haben Sie nichts verkehrt gemacht. Das Kind wird in jedem Fall einen Nutzen daraus ziehen, wenn es erlebt, dass sich ein Erwachsener um seine Gefühle kümmert und dazu einlädt, über die Dinge zu reden. So wird sich das Kind nach dem Verlust ein klein wenig geborgener in der Welt fühlen können. Nun einige Bemerkungen zu den einzelnen Punkten der Liste:

*Schuldgefühle* sollten eigentlich immer von Erwachsenen aktiv angesprochen werden. Dabei ist es am besten, wenn die direkten Bezugspersonen diese Aufgabe übernehmen. Erklären Sie dem Kind, dass diese Gefühle normal sind, dass ein Kind aber nie, ein Jugendlicher in der Regel nicht »schuld« am Tod des nahestehenden Menschen ist. Manchmal müssen natürlich auch schon Kinder lernen, damit zu leben, wenn sie offenkundig die Verantwortung für einen Todesfall tragen. Ein tragisches Beispiel ist, wenn der große Bruder den kleinen im Spiel schubst und der dann tödlich verunglückt. »Man schubst seinen kleinen Bruder nicht«, hat der Größere seine Mutter vielleicht schon oft sagen hören. Und vielleicht macht die Mutter dem Kind in der traumatischen Situation auch verzweifelt Vorwürfe in dieser Art.

Auch Eltern entwickeln in einer solchen Situation immer unerträgliche Schuldgefühle: »Warum habe ich den Kindern nicht eindringlicher gesagt, dass sie auf dem Garagendach nicht spielen sollen«, usw. Und nicht selten wollen Eltern in der Not auch ihre eigene Verantwortung an die Kinder weitergeben. Wenn Sie als Beteiligter etwas von solchen Haltungen von Eltern mitbekommen, sollten Sie einfühlsam darauf hinweisen, dass es schwer ist, die Verantwortung zu übernehmen, wenn man sich schuldig fühlt. In der Regel ist es aber so, dass z. B. Unfälle ja nicht absichtlich von jemandem herbeigeführt worden sind. Eltern haben nicht absichtlich und böswillig ihre Kinder in Gefahr gebracht, und die Kinder selbst haben nicht den Wunsch gehabt, dass jemand stirbt.

Wir alle machen Fehler, Kinder und Erwachsene – und meistens haben wir Glück, und es passiert aufgrund der eigenen Nachlässigkeit oder unbedachter Verhaltensweise nichts Schlimmes. Wenn dann doch einmal jemand durch Fehlverhalten zu Schaden kommt oder gar stirbt, dann ist das in der Regel ein tragischer Zufall. Das sollten wir den Eltern *und* dem Kind oder Jugendlichen zugestehen und diesen Punkt offen aussprechen und uns die Zustimmung der Beteiligten dazu einholen. Die letzte Verantwortung für kindliches Fehlverhalten *müssen* die Eltern übernehmen. Sie stellen den Rahmen für das Leben des Kindes her. Und sie können aufgrund ihrer Reife auch eher kritisch überprüfen, was genau und warum passiert ist und inwieweit wer dafür verantwortlich ist. Sie können den Eltern auch sagen, welchen Schaden Schuldgefühle nach einem Trauma hinsichtlich der ganzen weiteren Entwicklung des Kindes anrichten können. (Beachten Sie zum Thema *Schuld* auch die allgemeinen Ausführungen weiter unten im Absatz » Zum Umgang mit Schuldgefühlen des Kindes oder Jugendlichen«.)

*Todesängste des Kindes* angesichts des Verlustes sollten ebenfalls thematisiert werden. Dies betrifft Kinder, welche die geistige Reife besitzen, den Tod zu »begreifen«. Ein Kind im Alter von zwei Jahren kann vielleicht schon etwas sprechen, aber es hat noch keinen Begriff von der Endlichkeit des Lebens. Auch bis zum Alter von vier, manchmal fünf Jahren »schläft« die tote Maus z. B. für das Kind »nur« und wird irgendwann wieder aufwachen – wie das Kind selbst nach dem Schlaf. Natürlich wird der dauerhafte Verlust der Mutter, die es bisher versorgt hat, auch diesem Kind bald tragisch bewusst. Dies hat aber in der Regel immer die Qualität eines »schleichenden« Traumas: Wir brauchen die Beziehung zur Mutter (und zum Vater) in den frühen Jahren wie Brot und Milch. Ohne diese Nähe oder einen baldigen liebevollen und angemessenen »Ersatz« verkümmert die Seele und Säuglinge können sogar sterben.

Kinder neigen dazu, sich das Verschwinden eines Angehörigen so zu erklären, dass er »schon irgendwann wiederkommen wird«. Sie sollten sich nach der Vorstellungswelt des Kindes erkundigen. Hier gilt wieder: Lieber einmal zu viel fragen und dem Kind Raum zum Sprechen anbieten. Erklären Sie dem Kind, dass es selbst nicht in Gefahr ist. (Das sollten Sie aber in der Regel nur dann tun, wenn dies auch der Wirklichkeit entspricht!) Sagen Sie dem Kind, dass Sie selbst leben und gesund sind und das Kind auch weiter versorgen und schützen werden! Sprechen Sie auch die möglichen Befürchtungen des Kindes an, vielleicht selbst zu sterben. Vermitteln Sie ihm das Gefühl, gut versorgt und in Sicherheit zu sein. Ist dies zurzeit (noch) nicht so, dann entwerfen Sie vor/gemeinsam mit dem Kind eine Perspektive. Diese sollte dem Kind das Gefühl der Aussicht auf *Sicherheit* vermitteln.

Die Fragen, die um das *Thema Tod* kreisen, haben immer auch eine jenseitige, philosophische oder auch spirituelle Dimension. Wir kommen mit der Begrenzung alles Lebens durch den Tod an die Grenzen des menschlich Verstehbaren. Ist nach dem Tod alles vorbei? Wohin gehen wir, wenn das körperliche Leben beendet ist? Woher kommen wir? Gibt es ein Leben nach dem Tod? Auch wenn Sie Atheist sind und nicht an eine göttliche Schöpfung oder ein Leben nach dem Tode glauben, gilt, dass Ihr Kind sich in Fragen von Leben und Tod nicht an *Ihre* Vorstellungswelt hält: »Papa, ist mein Bruder jetzt im Himmel?« Das Kind ist im Extremfall »existenziell-ohnmächtig«, vom Thema überfordert und greift nach »heilsamen« Vorstellungen.

Was antworten Sie dem Kind, wenn es Sie mit dieser Frage konfrontiert? Ist es Ihnen jetzt wichtig, dem Kind das eigene Verständnis von der Welt nahezubringen, oder stehen Überlegungen im Mittelpunkt, dem Kind eine optimale Unterstützung bei der Verarbeitung des Traumas zu ermöglichen? »Soll ich dem Kind jetzt etwas vormachen, was ich selbst nicht glauben kann?« Sind Sie selbst durch die Ereignisse und Ihre Erfahrungen mit sich selbst bezüglich »letzter Fragen« unsicher geworden? Ist Ihr eigener Glaube Ihnen abhanden gekommen, und Ihr Kind fordert eine Stellungnahme von Ihnen ein?

Zunächst sollten Sie sich ein Bild davon machen, welche konkrete Vorstellung vom Tod das Kind aufgrund seiner gefühlsmäßigen und geistigen Entwicklung hat: Kleinkinder haben, wie oben bereits geschildert, keine Vorstellung über die Endlichkeit des Lebens. Entsprechend glauben sie in aller Regel, dass der geliebte Mensch einfach nur weggegangen ist und wiederkommt. Später, in der Vorschul- und frühen Grundschulzeit, glauben die Kinder dann oft, dass der Tod eine Art andauernder Schlaf sei. Erst in der späten Grundschulzeit/Adoleszenz ist die Irreversibilität des Todes dann Gewissheit, und religiös geprägte Überlegungen zum Thema Tod werden von den Jugendlichen mit dem Verstand abgewogen.

Wenn Sie nicht Vater oder Mutter sind, sollten Sie sich – bevor Sie mit dem Kind über den Tod sprechen – darüber informieren, ob das Kind aus einem Umfeld stammt, in dem die Erwachsenen einer Glaubensgemeinschaft angehören, und was den Kindern an Haltungen und Glaubensinhalten vermittelt wurde.

Zur religiösen Dimension des Todes und zu Fragen, die Vorstellungen vom Jenseits etc. betreffen, gibt es vielfältige Literatur speziell für Kinder und Jugendliche, die Glaubensfragen aus dem Blickwinkel unterschiedlicher religiöser Auffassungen behandelt. Sie sollten schauen, welches Buch Ihren eigenen und den schon vorhandenen Vorstellungen des Kindes, um das Sie sich kümmern wollen, entspricht. Auch hier gilt es wieder, zunächst das Kind zu fragen, was es selbst zu diesen Themen denkt. Meist haben die Kinder zum Teil sehr konkrete Vorstellungen, die Sie sich schildern lassen sollten. Erst dann bringen Sie eigene Ideen zum Thema unaufdringlich ein, wenn Ihnen diese hilfreich für das Kind/den Jugendlichen erscheinen.

Sie sollten auch darauf achten, ob das Kind vielleicht mit Angst verbundene religiöse Vorstellungen hat, die zusätzlich eine Belastung bedeuten könnten. Ist nicht Ihr eigenes Kind betroffen, wird es in diesem Falle wichtig sein, auch die Eltern des Kindes aufzusuchen und mit ihnen – zunächst unter vier Augen – über konfessionelle und religiöse

Aspekte zu sprechen. Religiöse Auffassungen neigen manches Mal dazu, die Kinder mit Schuldgefühlen zu belasten, was natürlich nicht im Sinne der Heilung des Kindes ist.

Versuchen Sie immer, authentisch zu sein. Machen Sie dem Kind nicht etwas weis, was Sie selbst absolut nicht glauben können oder wollen. Zweifel gehören zu einer authentisch dargebrachten Haltung dem Kind oder Jugendlichen gegenüber und entsprechen am ehesten einer »richtigen« Haltung. Das Kind wird Unaufrichtigkeit bemerken, und es wird dadurch noch einmal mehr Misstrauen in der Beziehung zu den Erwachsenen entstehen. Es hat auch noch nie geschadet, wenn man vor dem Kind zugibt, dass man selbst bezüglich der »letzten Fragen« unwissend ist, ohne daran zu verzweifeln. Antworten auf Glaubensfragen können niemals für alle einem absoluten Anspruch auf Wahrheit erheben. Diese Antworten sind Ergebnisse von individueller Entwicklung, Lebenserfahrung, psychologischer Erkenntnis und Spiritualität. Wenn Sie wahrnehmen, dass das Kind eine eigene Vorstellung entwickelt hat, die ihm hilft, unterstützen Sie es auf jeden Fall darin.

Dieses Buch will keine Veröffentlichung zum großen Thema Trauer sein, daher wird hier auf die einschlägige Literatur verwiesen: etwa auf *Wenn Kinder trauern* von Christine Fleck-Bohaumilitzky (Südwest Verlag), *Im Land der Trauer – Abschiedsrituale* von Martina Görke-Sauer (Patmos Verlag) oder auf Elisabeth Kübler-Ross' bekanntes Buch *Was können wir noch tun? Antworten auf Fragen nach Sterben und Tod* (Kreuz Verlag), um nur einige zu nennen.

Beim Abschiednehmen sind einige Dinge dringend zu beachten:

**Wichtige Regeln für ein Abschiednehmen sind:**

1. Klären Sie mit den zuständigen Institutionen, ob ein Abschiednehmen (z. B. juristisch) möglich ist, *bevor* Sie mit dem Kind oder Jugendlichen darüber sprechen.
2. Bereiten Sie das Kind auf die Situation möglichst detailliert vor.
3. Bei Entstellungen am Körper des verstorbenen Menschen müssen Sie dafür sorgen, dass diese für das Kind nicht sichtbar sind.
4. Wenn die Verhältnisse es nicht mehr zulassen, ist es auch hilfreich, wenn beim Abschiednehmen nur eine Hand zu sehen und der sonstige Körper mit einem Tuch bedeckt ist.
5. Lassen Sie sich und dem Kind möglichst einige Tage Zeit, um an den ge-

nannten Themen zu arbeiten, und kündigen Sie an, dass Sie viel Zeit zum Reden für das Kind haben werden. Wiederholen Sie gegebenenfalls das Gespräch über bestimmte Themen, wenn Sie den Eindruck haben, dass das Kind unsicher ist (z. B. bei einem Unfalltod, bei dem der Körper, das Gesicht, Hände der Angehörigen entstellt wurden).

6. Beziehen Sie gegebenenfalls auch andere Angehörige in die Vorbereitung mit ein: Gemeinschaftgefühle sind in einer solchen Lebenssituation für das Kind zusätzlich heilsam.
7. Wo und wann wird das Ritual vollzogen?
8. Wie wird das Kind den Leichnam vorfinden?
9. Fragen Sie das Kind, ob es den toten Körper noch einmal berühren möchte – viele Kinder wollen das und das ist in Ordnung.
10. Wer wird das Kind begleiten, was soll der Mensch tun – die Hand halten, das Kind auf dem Arm tragen? Fragen Sie rechtzeitig vor dem Termin nach den Wünschen des Kindes.
11. Was werden Sie vor Ort tun?
12. Versuchen Sie durch Fragen aktiv zu klären, wie das Kind reagiert, wenn es sich ein Abschiednehmen vorstellt:
13. Was fühlt, denkt, empfindet das Kind (der Körper des Kindes) *jetzt* und was könnten die Reaktionen *dann* sein?
14. Was wünscht sich das Kind in der Situation, neben der menschlichen Unterstützung? Fragen Sie an mehreren Tagen zuvor nach!
15. Möchte das Kind für den Abschied etwas (mit Ihnen) vorbereiten – ein kleines Geschenk für die Verstorbene besorgen: ein Bild, eine Blume etc.?
16. Sind die Vertreter der Institution, die den Leichnam aufbewahrt, informiert? Treffen Sie verbindliche Absprachen für den Termin vor Ort!
17. Informieren Sie bei Trauerfeiern andere Gäste: Es gibt Erwachsene, die glauben, das Kind nehme beim Abschiednehmen Schaden. Verhindern Sie Irritationen am Sarg, Kommentare etc., indem Sie (z. B. vom Pfarrer) ankündigen lassen, dass es anerkannt wird, wenn auch Kinder vom Verstorbenen am Sarg Abschied nehmen.
18. Was werden Sie nach dem Abschiednehmen gemeinsam tun?
19. Kündigen Sie dem Kind an, dass Sie nach der Verabschiedung Zeit haben werden.
20. Machen Sie dem Kind Vorschläge für die Zeit danach, fragen Sie es aber auch nach seinen Wünschen!
21. Bieten Sie dem Kind auch in den Tagen und Wochen nach dem Abschiednehmen ein Gespräch an, wenn es dies wünscht.

Anmerkung: Selbst bei extrem traumatisierenden Verlusten, wenn nach einem Unfall der Körper des Angehörigen beispielsweise derart entstellt ist, dass ein (körperlicher) Kontakt nicht mehr möglich ist, kann ein rituelles Abschiednehmen z. B. am Sarg stattfinden, und dem Sarg können ein Geschenk, Worte auf einem Zettel etc. beigefügt werden. Auch ohne Leichnam kann mit Hilfe eines Rituals ein Abschiednehmen des Kindes stattfinden.

Ich halte ein solches Vorgehen für so wichtig, weil fast alle Kinder positiv von derartigen, gut vorbereiteten und begleiteten Handlungen berichten. Lediglich bei Kindern vor der Sprachfähigkeit kann es richtig sein, ein solches Ritual nicht in der Realität, sondern z. B. im Spiel zu vollziehen. Bei Kindern im Vor- bis frühen Grundschulalter können Sie mit dem Kind *reden*. Das ist immer möglich, und das Kind wird Ihnen seine Gefühle dazu irgendwann mitteilen. Fragen Sie immer, was das Kind braucht, wenn es unsicher wirkt. Manche Kinder wollen partout nicht mehr den Leichnam sehen. Dies ist z. B. dann der Fall, wenn das Kind zu viele schlechte Erfahrungen mit der verstorbenen Person verknüpft. Dann sollten Sie das Kind auch in dieser Haltung unterstützen und dies auch längere Zeit nach der Beisetzung wiederholt bekräftigen, um möglichen Schuldgefühlen des Kindes oder Jugendlichen korrigierend zu begegnen.

## Zum Umgang mit Schuldgefühlen des Kindes oder Jugendlichen

Viele Kinder, die Opfer eines Traumas wurden, entwickeln quälende Schuldgefühle; ein Beispiel hierfür ist Lars, der seiner schwangeren Mutter unabsichtlich beim Toben auf den Bauch sprang, wonach diese ihr Baby tot entband (s. den Abschnitt »Wie Schuldgefühle Kinder nach traumatischen Erfahrungen belasten können«, S. 68).Der Zusammenhang zwischen dem Verhalten des Kindes und den traumatischen Geschehnissen ist nicht immer so klar zu erkennen wie im Fall von Lars.

»Schuld« ist ein äußerst sensibles Thema. Die Frage nach der Schuld kann heftigste Gefühle auslösen und in die Nähe von traumatischen Erinnerungen führen. Vorsicht ist also geboten. Sind Sie sich unsicher, sollten Sie es Profis überlassen, das Thema anzusprechen. Andererseits ist nicht in jeder Situation ein professioneller Traumatherapeut für das

Kind verfügbar. Beobachten Sie das Kind oder den Jugendlichen vor dem ersten Gespräch zum Thema und schätzen Sie ab, ob Sie die möglichen Reaktionen »auffangen« können. Wenn Sie sich ein Gespräch zum Thema Schuldgefühle zutrauen, haben Sie von Anfang an die Möglichkeit, das Kind oder die Jugendliche mit entscheiden zu lassen, über was es oder sie reden möchte oder nicht. Zu Beginn eines Gesprächs sollte das Kind oder die Jugendliche gerade bei diesem Thema an die oben eingeführte »Stoppregel« (daran, dass es/sie das Gespräch jederzeit mit einem »Stopp« unterbrechen kann) erinnert werden.

Sie sollten eine mögliche Schuldfrage bezüglich der Geschehnisse nicht gleich bei der ersten Begegnung mit einem traumatisierten jungen Menschen ansprechen. In einer Akutsituation, in der Sie als Elternteil, Passant oder Ersthelfer sofort Hilfe anbieten können, stellt sich dies jedoch anders dar: Hier ist es von großer Bedeutung, diese Thematik gleich zu Beginn der Begegnung anzusprechen und das Kind/den Jugendlichen von Schuld freizusprechen! Dass Sie in einer solchen Situation nach möglichen Schuldgefühlen fragen, hat in der Praxis noch keinem Kind geschadet, wenn Sie Ihre Frage erklären. Besonders hilfreich erscheint dies, wenn Sie als Repräsentant einer »Ordnungsmacht« wie beispielsweise der Polizei auftreten.

Ist Ihr persönliches Verhältnis nicht gut genug, um über die Schuldthematik zu sprechen – wenn Sie beispielsweise eine Lehrerin sind, die dem Kind bzw. Jugendlichen nicht sehr nahe steht –, dann sollten Sie vielleicht andere Erwachsene, z. B. die Eltern, zu einem Gespräch über die Thematik bewegen.

Als Eltern, nahestehende Verwandte oder auch als Klassenlehrerin können Sie mit dem Kind Schuldgefühle offen ansprechen und das Kind »ent-schuldigen«. Hier ist aber zunächst wichtig, den *Sinn* dieser Gefühle »im Hinterkopf« zu haben: Wie in Kapitel 1 im Abschnitt »Wie Schuldgefühle Kinder nach traumatischen Erfahrungen belasten können« erläutert, *schützen* diese Gefühle vor überwältigenden anderen Empfindungen – als Gegenmittel gegen die Ohnmachtserfahrung während der Traumatisierung ist die Schuld in der Regel leichter zu ertragen als die Tatsache, dass man nichts machen konnte, um das Schreckliche zu verhindern.

*Würdigen* Sie zunächst *alle* »Lösungsversuche« des Kindes oder Jugendlichen, mit denen es bzw. er versucht, mit den Belastungen durch die Traumatisierung zurechtzukommen. Machen Sie dem Kind immer wieder deutlich, dass Sie zumindest eine gewisse Vorstellung davon haben, was es durchgemacht hat und noch durchmacht. Nehmen Sie dabei aber keine übertrieben betroffene Haltung ein: Damit könnten Sie das Kind zu einer Abwehrhaltung nötigen; Mitleid kann den anderen klein machen, und gerade Jugendliche reagieren »allergisch« darauf und erleben es als Angriff auf ihre Unabhängigkeit, die sie sich mühselig, trotz der belastenden Situation, angeeignet haben. Sie sind gerade dann besonders »empfindlich«, wenn sie Gewalt, die sie in der Beziehung zu nahe stehenden Menschen (wie Eltern, Partner) erlitten haben. Aber auch Ihr Einfühlungsvermögen hat natürlich Grenzen, die Sie am besten gleich zu Beginn der Begegnung und eines Gesprächs klar formulieren: Die Innenwelt eines Jugendlichen mit einer Posttraumatischen Belastungsstörung kann wirklich nur derjenige wirklich nachempfinden, der diese Krankheit einmal durchgemacht hat. Zu verstehen, dass die eigenen Möglichkeiten begrenzt sind, und dem Kind oder Jugendlichen von dieser Basis aus zu helfen, das ist für diese jungen Menschen Ausdruck des *Respekts* vor der verrückten inneren und äußeren Welt, in der sie sich zurechtfinden müssen. Haben Sie sich durch eine solche respektvolle Haltung einen Zugang zu dem Kind oder Jugendlichen verschafft, dann können auch Themen wie Schuld angesprochen werden.

Im folgenden Dialog wird dargestellt, wie Sie mit dem Kind über das Thema »Schuld« sprechen können:

*Erw.:* Viele Kinder haben dann, wenn etwas ganz Schlimmes passiert, das Gefühl, dass sie Schuld haben oder verantwortlich sind. Hast du auch solche Gedanken?
*Kind:* (Schüttelt den Kopf.)
*Erw.:* Das ist gut. Ich wollte nur sicher sein, dass es bei dir nicht so ist, und ich dachte, ich frage lieber mal, weil diese Gedanken einen ganz schön nerven können. Du hast auch keine Schuld an dem Ganzen – nie hat ein Kind Schuld an den schlimmen Sachen, weil die Erwachsenen auf die Kinder aufpassen müssen.

Wenn das Kind angibt, dass es Schuldgefühle hat, dann »ent-schuldigen« Sie das Kind mit Ihren Worten und Ihrer ganzen Haltung. Ergreifen Sie in seinem Beisein wie in seiner Abwesenheit für das Kind Partei, wenn es Anfeindungen anderer Erwachsener oder Kinder ausgesetzt ist, und erklären Sie verständlich, warum Sie es von jeglicher Schuld freisprechen. Laden Sie das Kind dazu ein, selbst Gedanken zum Thema zu äußern, und lassen Sie ihm Zeit, indem Sie eine entspannte und ruhige Atmosphäre herstellen, wie sie für jedes Gespräch, das so wichtige Themen wie dieses behandelt, erforderlich ist. (Zu den möglichen Schuldgefühlen von Eltern und einer Tendenz, die Verantwortung auf Kinder abzuschieben, s. o. S. 128 ff. im Abschnitt »Abschied nehmen – Chance und ›Lösungsweg‹ nach dem Verlust eines geliebten Menschen«.)

## Was kleine und große Kinder brauchen – über unterschiedliche Bedürfnisse und altersgemäße Hilfen

Bedenken Sie bei all Ihren Bemühungen um ein traumatisiertes Kind oder einen traumatisierten Jugendlichen immer, dass sich abhängig von der geistigen, emotionalen und körperlichen Entwicklung unterschiedliche Bedürfnisse nach Unterstützung ergeben können. Hilfen können Sie also für Körper, Geist und Seele anbieten. Was Ihrem Kind guttut, erfahren Sie am besten, wenn Sie mit ihm reden.

Die Kleinsten, die Sie mit der Sprache (noch) nicht erreichen können, zeigen durch ihr »Wohlfühlgesicht« oder indem sie sich beruhigen, dass jetzt alles gut ist. Sie brauchen die Nähe und Zuwendung der Eltern, und es sollte in ihrem Umfeld möglichst viel Ruhe und nicht so viele Veränderungen geben: Wichtig ist ein geregelter Tagesablauf; unnötige Trennungen von den Bezugspersonen sollten ebenso vermieden werden wie anstrengende Reisen (es sei denn, die ganze Familie hat dadurch die Möglichkeit, sich sehr gut zu erholen). Vermeiden Sie körperlichen Stress für das Kind (durch Schlafentzug, medizinische Eingriffe, die man verschieben kann, Hitze, Kälte, Lärm, Hunger usw.).

Die »Großen« werden manchmal zu Anfang durch ihre »Coolness« daran gehindert, Hilfe anzunehmen. Wenn sie aber – nachdem Sie mit ihnen gesprochen haben – sicher sein können, dass Sie das Ausmaß ihrer inneren Zerstörung verstanden haben und sie nicht »für verrückt« halten, können in der Regel auch Jugendliche gut Hilfen annehmen; manchmal dauert es aber ein paar Tage. Verhalten Sie sich gegenüber diesen Youngstern »wie immer«: Seien Sie geduldig. Das »Gummibandprinzip« (d. h. nachgiebig, geduldig, aber letztlich standhaft sein), mit dem Sie auch andere Krisen mit der pubertierenden Tochter oder dem rüpelhaften Sohn im Teeny-Alter überstanden haben, hilft auch hier: Das »Barometer« zeigt ein Sturmtief an, die Tochter »bläst den Orkan«, Sie »setzten das kleine Sturmsegel« und bleiben bescheiden – aber widerstandsfähig – und wettern die stürmische See mit festem Griff am Steuerrad »einfach« ab ... Gelassenheit ist die wichtigste »Medizin«, wenn Sie diesen jungen Menschen in der Zeit nach dem Trauma begegnen.

Mit Kindern im Alter »dazwischen« (d. h.: Grundschulalter und kurz davor oder danach) ist der Umgang in der Regel am leichtesten. Sie reden mit einem, sind aufgeschlossener als die Kinder in den schwierigen Entwicklungskrisen (die aber zum Leben dazugehören: z. B. die Trotzphasen im Alter von zwei, drei Jahren und vor allem die Zeit ab dem Beginn der Pubertät). Eine Zeit »dazwischen« nennt die Entwicklungspsychologie denn auch »Latenzphase«.

Das »Kriegsbeil« ist jetzt sozusagen vergraben: Die lautstarken Versuche des Kindes, eine neue Selbstständigkeit gegenüber den Eltern zu erkämpfen, sind zur Ruhe gekommen. Die Schwierigkeiten mit den Eltern sind also meist überwunden, Entwicklungsaufgaben in der Eltern-Kind-Beziehung (von *beiden* Seiten) gemeistert. Andere Entwicklungsaufgaben, die in der Pubertät auf Eltern und Kind warten, sind noch nicht akut, und alles erscheint mehr oder weniger als friedlich. Jetzt können Sie zum einen mit dem Kind gut über seine Bedürfnisse sprechen, zum anderen können Sie Angebote für Körper, Seele und Geist machen; die Kinder sind in der Lage, die Hilfestellungen sowohl zu verstehen als auch anzunehmen und umzusetzen. Wie Sie nun in der weiteren Zeit nach dem Schrecken helfen können, wird in den nächsten Abschnitten erläutert.

## Wie Erwachsene noch weiterhelfen können

Im Folgenden geht es darum, verschiedene Lebensbereiche aufzuzeigen, in denen junge Menschen hilfsbedürftig werden können: familiäres Umfeld, Kindergarten, Schule etc. Es werden verschiedene Möglichkeiten der Unterstützung aufgezeigt, die Menschen im Umfeld dem Kind oder Jugendlichen konkret anbieten können. Dabei haben Sie als Erwachsener in fast allen Bereichen eine »Lenkungsfunktion«, die Sie erkennen sollten und die Sie verpflichtet. Diese Rolle ermöglicht es Ihnen aber auch, für das Kind in seiner Not hilfreich zu sein. Und das tut gut, wenn Sie ein erstes Mal mit einem traumatisierten Kind in Kontakt kommen. Eine solche Situation mobilisiert, wenn wir wirklich hinschauen, enorme Kräfte in uns; wenn wir nicht wissen, wie wir helfen sollen, kann die Not uns aber auch ohnmächtig machen.

Die folgenden Abschnitte sollen Ihnen als Erwachsenem in den verschiedenen Rollen, in denen Sie einem traumatisierten Kind begegnen können, einige Anregungen liefern.

## Elterliche Selbstfürsorge nach der Katastrophe

Wenn Sie selbst und Ihr Kind gemeinsam von einer »Katastrophe«, betroffen sind, achten Sie auch auf Ihr eigenes Wohlergehen! Nur wenn Sie für genug »Energiezufuhr« für sich selbst sorgen, können Sie auch dem Kind ein Stütze sein. Natürlich braucht Sie das Kind oder der Jugendliche in den Tagen nach den Ereignissen. Hierzu wieder ein Fallbeispiel:

*Ins Haus der vierköpfigen Familie K. wurde eingebrochen. Der Vater war zu diesem Zeitpunkt auf einer Geschäftsreise. Der Täter hatte sich über den Balkon Zutritt verschafft und zunächst die Wohnung im vorderen Bereich nach Wertsachen durchsucht. Nachdem er dort nicht fündig geworden war, hat er im hinteren Bereich seine Suche fortgesetzt und ist auch in das Elternschlafzimmer der Wohnung eingedrungen. Als er dort die Mutter der beiden Kinder (Sara, 5 Jahre, und Jutta, 8 Jahre) vorfand, weckte er sie barsch und herrschte sie im Licht der Taschenlampe an, sie solle ihm alles Geld und alle Wertsachen in den Rucksack packen, der an der Balkontür stand. Als Frau K. verstört sagte, sie habe kaum Bargeld in der Wohnung, schlug der Täter sie zweimal kräftig mit der Stablampe auf die Schulter. Die Mutter schrie, was die Kinder weckte, die nun in den Flur rannten, das Licht anknipsten und vom Flur aus Zeuge der dramatischen Szene im Elternschlafzimmer wurden. Der Täter schlug vor den Augen der Kinder erneut zu und traf die Mutter am Kopf, sodass sie niedersank. Der Einbrecher verließ nun mit ein paar Gegenständen in der Hand hektisch die Wohnung und herrschte die Kinder*

*an, sie sollten nicht die Polizei rufen, sonst käme er wieder und »mache« sie »tot«. Die Mutter kroch nun schwerverletzt wieder ins Bett und versuchte dennoch, die Kinder zu beruhigen. Sie konnte die Kinder letztlich überzeugen, das Telefon zu holen und die Polizei zu rufen.*
*Später, im Krankenhaus, diagnostizierten die Ärzte bei Frau K. eine Platzwunde am Kopf. Alle drei Opfer – die Mutter und die Kinder, die Zeugen waren – erlitten eine schwere Posttraumatische Belastungsstörung.*
*Nach einer akuten Krisenintervention in der Trauma-Ambulanz in den folgenden Tagen entschloss sich die Familie, zunächst für drei Wochen in den Süden zu fliegen. Die Symptome einer Posttraumatischen Belastungsstörung waren bei der Mutter nach der Rückkehr aus dem Urlaub nahezu verschwunden. Frau K. und auch ihr Mann, der bereits in seiner Kindheit einen schweren Raubüberfall miterlebt hatte und durch die Vorkommnisse selbst sehr beeinträchtigt war, fühlten sich nun gut erholt. Die beiden Kinder litten weiter an den Symptomen einer schweren Trauma-Folgestörung. Sie wurden mit Unterstützung der Eltern erfolgreich traumatherapeutisch behandelt.*
*Herr und Frau K. beschlossen dann für sich, sich ein »Eltern-Verwöhn-Wochenende« zu gönnen, nachdem die Belastungen durch den Einbruch beide einige Zeit nach der Rückkehr wieder eingeholt hatten. Die von beiden Kindern geliebten Großeltern, die mit in der Stadt lebten, nahmen die Kinder so lange zu sich. Die Eltern entschieden sich für ein Wellness-Wochenende an der See, um wieder Kraft für die nächsten Schritte zu sammeln, die jetzt noch anstanden: Das Paar beschloss, eine neue Wohnung zu suchen, und die Kinder, die weiterhin sehr auffällig waren, brauchten die Kraft der Erwachsenen an ihrer Seite.*

Das Beispiel macht deutlich, dass Sie manchmal auch erst an sich denken müssen, um dann für Ihre Kinder da sein zu können. Gerade in Zeiten, in denen eine ganze Familie durch tragische Ereignisse belastet wird, müssen die Erwachsenen sehr umsichtig sein, damit nicht ihr eigner »Akku« leerläuft und dann alles zusammenzubrechen droht. Hier sei noch ein Beispiel für eine solche Situation angeführt:

*Die 12-jährige Britta wurde von einem unbekannten Täter sexuell missbraucht. Die Mutter machte sich in der Folge schwere, selbstzerstörerisch wirkende Vorwürfe, weil sie die Gewalttat nicht verhindert hatte. Sie zog sich immer weiter von der gesamten Familie zurück und kam auch nicht mehr mit in die Trauma-Ambulanz zu Eltern- und Familiengesprächen für*

*Britta. In einem Gespräch, welches sie allein mit dem Therapeuten verabredet hatte, berichtete sie unter Tränen, dass sie selbst in Brittas Alter von ihrem Onkel missbraucht worden sei. Der Therapeut konnte die Mutter an eine Kollegin vermitteln, die sich auf die Behandlung traumatisierter Frauen spezialisiert hat. Durch die eigene Behandlung war es der Mutter nun wieder möglich, an der Behandlung der Tochter teilzunehmen. Die Symptome bei Britta waren danach zusehends rückläufig, und das Klima in der restlichen Familie war entspannter.*

Das Beispiel zeigt eindrücklich, wie sehr der Zustand eines Elternteils auch eine gute Entwicklung des betroffenen Kindes beeinträchtigen kann. Falsch gemeinte Selbstaufopferung kann dem Kind letztlich sogar schaden. Sorgen Sie also für sich, Ihren Partner und Ihre Beziehung zueinander – es gelten hier die gleichen Regeln wie für das Kind: Gehen Sie pfleglich und achtsam mit Körper, Geist und Seele um! Es gibt gute Literatur, die Erwachsenen nach belastenden Lebenserfahrungen Techniken und Wege aufzeigt, besser mit ihrem Leben klarzukommen. Hier seien z. B. die Bücher *Eine Reise von 1000 Meilen beginnt mit dem ersten Schritt* von Luise Reddemann (bei Herder erschienen) sowie *Neue Wege aus dem Trauma. Erste Hilfe bei schweren seelischen Belastungen* von Gottfried Fischer (Walter Verlag) empfohlen.

## Sicherheit und Liebe geben – die richtige Haltung der Eltern

Was braucht das Kind nach dem Trauma am meisten? Vermitteln Sie ihm zunächst Sicherheit. Das können in der Regel Sie als Eltern am besten. Auch ältere Kinder wollen in dieser Zeit häufig Rückversicherungen: »Wann kommst du von der Arbeit zurück?« »Müsst ihr heute Abend unbedingt zu der Feier?«

Kinder, auch Jugendliche sind oftmals im Hinblick auf Trennungen sehr sensibel, wenn sie das Trauma noch nicht verarbeitet haben. Nehmen Sie das Kind ernst, weisen Sie aber auch darauf hin, wenn die Sorgen Ihres Kindes übertrieben sind und in keinem Verhältnis mehr zur Realität stehen. Fragen Sie aber gleichzeitig, ob die Ängste möglicherweise mit den schlimmen Ereignissen zusammenhängen, und auch, was Sie tun können, damit das Kind keine Angst mehr hat. Wenn sich Kind und Eltern einig sind, dass die Angst »ja eigentlich« unbegründet ist, kann man dem Kind oder auch Jugendlichen in dieser schweren

Zeit auch entgegenkommen und tatsächlich auf die – unbegründete – Angst eingehen: Der 10-jährige Sohn darf dann mal wieder zu Mama ins Bett, der Vater schließt das Schloss der Wohnungstür zweimal statt einmal ab, usw.

Sie sollten solch rücksichtsvolle Maßnahmen aber sehr begrenzen: in der aktuellen Situation und auch auf weitere Sicht. Der Mensch ist ein Gewohnheitstier: Solche »Extras« können auch zur Routine werden und bleiben, wenn es die Ängste gar nicht mehr gibt. Und das sollten Sie vermeiden. Wenn Sie in dieser Art auf die Ängste der Kinder eingehen, so bedeutet das für diese in der Regel einen Entwicklungsrückschritt. Der sachliche Umgang mit dem Problem, eine klare Begrenzung der Sonderregeln und die Suche nach Alternativen im Sinne des Selbstmanagements können hier helfen. Vielleicht finden Sie im Abschnitt »Das Schatzkästchen öffnen – Ressourcen wecken« noch Anregungen, wie Sie Ihr Kind dabei unterstützen können, mit Ängsten, z. B. vor täglichen »kleinen« Trennungen usw., besser umzugehen.

Seien Sie immer respektvoll gegenüber den Befürchtungen und »merkwürdigen« Regungen des Kindes, die Sie seit dem traumatischen Ereignis feststellen. Alle Kinder und Jugendlichen sind nach einem Trauma extrem leicht kränkbar und schämen sich oft, weil sie im Vergleich zu der Selbstständigkeit, die sie bereits gewonnen hatten, Rückschritte machen. Verbünden Sie sich mit den »reifsten« Anteilen im Denken und Empfinden Ihres Kindes. Und lassen Sie Ihr Kind spüren, dass Sie es lieben – noch mehr als zuvor: ein traumatisierter Mensch zweifelt an so manchem, vielleicht auch an der Liebe der Eltern –, vor allem, wenn Schuldgefühle im Spiel sind. *Sagen* Sie dem Kind, oder auch dem Jugendlichen, dass Sie es/ihn gern mögen und lieb haben, auch wenn das zunächst als überflüssig erscheint. Nehmen Sie Ihr Kind häufiger in den Arm, auch wenn es sich dann hier und da widerborstig zeigt – der verletzte Stolz, der Verlust von Selbstwertgefühl nach dem Trauma machen es für das Kind manchmal unmöglich, die Liebesbezeugungen offen anzunehmen! Ein spielerischer Umgang, kleine »Liebesbeweise«, die gleichsam nebenbei erfolgen, können ein Weg sein, wie Sie als Eltern Ihre Gefühle gegenüber Ihrem Kind zum Ausdruck bringen können. Seien Sie kreativ! Vergessen Sie dabei aber nie, die Bemühungen des Kindes oder Jugendlichen, wieder *selbst* auf die Beine zu kommen, zu respektieren!

Liebevolle Zuwendung und Förderung von Autonomie sind aber eigentlich kein Widerspruch. Auch hier gilt wieder: Folgen Sie in erster

Linie Ihrem Gefühl – was Sie in diesem Buch an Hinweisen bekommen, können Sie aber dennoch beachten, und es hilft Ihnen vielleicht dabei, einen Weg zu gehen, der *Ihnen* entspricht!

## Schutzraum Kindergarten und Schule

Kinder und Jugendliche verbringen einen beachtlichen Teil ihrer Lebenszeit in Betreuungseinrichtungen, Ausbildungsstätten und Schulen. Es ist also gut zu wissen, was Sie als Mitarbeiter einer solchen Institution tun können, wenn ein Kind traumatisiert wird.

In Kapitel 2 haben Sie etwas davon erfahren, welche Bedeutung Ihre Institution im Zusammenhang mit traumatischen Geschehnissen – im Haus selbst und im Umfeld – haben kann: für das Opferkind und die anderen Kinder und Jugendlichen, die mit diesem Kind in Berührung kommen. Die folgenden Ausführungen orientieren sich an den Überlegungen aus Kapitel 2. Zunächst sollte unterschieden werden, ob ein traumatisches Ereignis in Ihrer Einrichtung direkt stattgefunden hat oder ob eines der Kinder oder einer der Jugendlichen, die Sie betreuen, extern psychisch schwer verletzt wurde. Wenn es innerhalb Ihrer Einrichtung zu einem schweren, für einige Kinder vielleicht sogar traumatischen Zwischenfall gekommen ist, dann sollten Sie nach Möglichkeit eine professionelle Unterstützung hinzuziehen. In der Akutsituation sind Sie aber selbst für das, was nun geschieht, verantwortlich. Sie haben einen großen Handlungsspielraum – was möglicherweise eine Überforderung darstellen mag. Die Ausführungen in diesem Buch können Ihnen dabei helfen, im Ernstfall besser vorbereitet zu sein.

Wenn Sie ein Kind oder einen Jugendlichen betreuen, der außerhalb Ihrer Einrichtung ein Trauma erlitten hat, dann ist es am Anfang zunächst einmal wichtig zu klären, welche anderen Kinder welche Informationen haben. Hier droht ständig die Gefahr, dass das Opferkind durch »Mitwisser« in Flashbacksituationen getrieben wird. Sie sollten helfen, das zu verhindern. Fragen Sie das Opferkind, wem es etwas erzählt hat, und sprechen Sie mit ihm ab, wem es etwas erzählen möchte. Dann können Sie diese anderen Kinder oder Jugendlichen mit in den »Hilfsplan« für das Opferkind einbeziehen – vorausgesetzt, die intellektuelle und sonstige Reife dieser Kinder lässt dies zu und das Opferkind wünscht das auch.

Zunächst wenden wir uns der Situation im Kindergarten oder einer ähnlichen Kinderbetreuungseinrichtung zu.

**Wie können Sie im Kindergarten mit Problemen, die im Kontext von Traumatisierungen häufig auftauchen, umgehen?**

- Sind die Vorkommnisse möglicherweise anderen Kindern bekannt? Wenn das so ist, dann sollten diese Kinder identifiziert werden.
- Reden Sie mit den entsprechenden Kindern über die Vorkommnisse, indem Sie *die Kinder* zuerst sprechen lassen.
- Sie müssen vermeiden, dass die Kinder durch Ihre Informationen erst vom ganzen Ausmaß einer Katastrophe erfahren und so möglicherweise überwältigt werden! Manchmal haben Sie nur die Wahl zwischen Scylla und Charybdis: Einerseits sollen die belasteten Kinder erkannt werden, zum anderen dürfen aber unbelastete Kinder nicht in die Situation mit hineingezogen werden.
- Wenn Sie Kinder gefunden haben, die ebenfalls schwer belastet oder sogar traumatisiert wirken, geben Sie Ihnen die Unterstützung, die Sie auch dem Opferkind zukommen lassen.
- Wird bei einigen Kindern eine Traumatisierung aus früherer Zeit »aktiviert«, so seien Sie bezüglich dieser Kinder wachsam, ohne überstürzt zu handeln. Treten Sie mit den Eltern des Kindes oder anderen gesetzlichen Vertretern in Kontakt und empfehlen Sie möglicherweise eine professionelle Beratung.
- Versuchen Sie zu verhindern, dass Trigger-Situationen entstehen, in denen andere Kinder das Opferkind unkontrolliert mit dem Trauma-Thema (»Mannomann, das mit deiner Mutter ist ja schlimm …«) konfrontieren. Hier kann es hilfreich sein, allen Kindern, die das schon verstehen können, etwas über ein Trauma zu erzählen und darüber, wie sie das Opferkind unterstützen oder aber zusätzlich belasten können.
- Ist die ganze Einrichtung akut von einem traumatischen Ereignis betroffen, »scannen« Sie zunächst die Situation so ab, wie am Anfang des Abschnitts »Der akute Notfall: Sicherheit und Hilfe in den ersten Momenten« beschrieben wurde. Gehen Sie dann weiter vor wie in den ersten Abschnitten dieses Kapitels beschrieben.
- Kommt ein Mitarbeiter und Betreuer der Kinder erheblich zu Schaden und sind Kinder Zeugen dieser menschlichen Tragödie im Kindergarten (z. B.: eine Betreuerin verstirbt, möglicherweise vor den Kindern), dann verfahren Sie, wie im Punkt zuvor beschrieben. Es stellt sich dann die Frage, inwieweit alle Kinder die Möglichkeit bekommen, in einem Ritual – gemeinsam und doch jedes Kind auf seine Art – Abschied zu nehmen.

- Bei allen weiteren Maßnahmen, die Sie ergreifen, sollten Sie die Eltern intensiv mit einbeziehen. Auch die Eltern der Kinder, die Sie betreuen, können nachhaltig durch Vorkommnisse beeinträchtigt werden, und das merken Sie dann wiederum den Kindern an. Bei sehr gravierenden Vorkommnissen sollten Sie selbst oder fachkundige Trauma-/Notfallpsychologen bzw. andere Fachleute Eltern und Einrichtung begleiten.
- Zeigt ein Mitarbeiter Symptome einer Posttraumatischen Belastungsstörung, ohne es selbst (an-)zuerkennen, so müssen Sie eingreifen. Wenden Sie sich zunächst an den Kollegen und weisen Sie ihn darauf hin, dass er sich selbst und möglicherweise auch den Kindern schadet, wenn er sich keine Hilfe holt. Wenn das nicht hilft, müssen Sie dann auch die Einrichtungsleitung mit einbeziehen.
- Werden Eltern durch die Katastrophe eines einzelnen Kindes spürbar belastet, bieten Sie am besten zunächst ein Gespräch an und vermitteln Sie die Eltern an eine Facheinrichtung, z. B. eine Traumatherapeutin. Es ist besser, wenn die betroffene Person sich beraten lässt und dann vielleicht erfährt, dass alles in Ordnung ist, als wenn die Welle der Erschütterung noch weitere Eltern und ihre Kinder ergreift und schädigt. (Bei besonders grausamen [Gewalt-]Ereignissen habe ich Elternabende begleitet, bei denen einzelne Eltern akut behandlungsbedürftig wurden und eine rasche Versorgung – im Sinne der Eltern und ihres Kindes – benötigten. Diese Familien waren »nur« mittelbare Zeugen der Katastrophe. Häusliche Gewalttaten rütteln vor allem Frauen auf, die selbst unter tätlicher Gewalt in der Beziehung leiden oder gelitten haben.)
- Durch die Vorkommnisse entstehen oft erhebliche Spannungen bei den Eltern: Entweder werden Sie Vorwürfen ausgesetzt, dass Sie die Katastrophe nicht verhindert hätten, und es kommt zu kritischen Allianzen von Eltern gegen einen oder einzelne Kollegen. Oder die Eltern machen sich gegenseitig Vorwürfe. Versuchen Sie im Sinne der Kinder, eine unsachliche Diskussion zu beruhigen. Holen Sie rechtzeitig einen Vermittler hinzu, der eine neutrale, moderierende Position einnehmen kann. Weisen Sie alle Beteiligten darauf hin, dass Ohnmacht und Hilflosigkeit möglicherweise dazu führen, dass sich die Gemüter so sehr erhitzen, dass in der Situation keine Lösung zu erwarten sein wird.
- Kinder können durch solche Entwicklungen unter den Erwachsenen beeinträchtigt und so auch geschädigt werden. »Horchen« Sie in der Zeit nach den Ereignissen auch aktiv in die Kindergruppe hinein, z. B. im Stuhlkreis am Morgen. Vermeiden Sie dabei aber, dass sich die Kinder in Inhalte, die für sie überwältigend sind, hineinsteigern. Führen Sie zu Anfang die »Stoppregel«

ein. Hier kann sie bedeuten, dass ein Kind den Raum mit einer Betreuerin verlassen darf, ohne dies zu begründen, wenn die Belastung zu groß wird. Sorgen Sie in diesem Falle dafür, dass ein Kollege für dieses Kind zur Verfügung steht.

- Besonders schwierig ist die Situation, wenn sie auch eine juristische Dimension hat: wenn die Frage nach der Verantwortlichkeit für die traumatischen Geschehnisse aus juristischer Perspektive gestellt werden muss. Da brauchen verschiedene Parteien dann möglicherweise auch verschiedene *psychologische* Berater, nicht nur einen »Rechtsbeistand«. Die Leitung der Einrichtung sollte versuchen, die Situation auch aus traumatologischer Sicht im Blick zu behalten.

Diese Aufstellung kann nicht alle Fragen und Probleme berücksichtigen, die sich in einer so komplexen Situation wie einer Katastrophe in einer Kinderbetreuungseinrichtung ergeben. Es wäre schon ein Erfolg, wenn Sie als Mitarbeiter einer solchen Einrichtung Anregungen finden, sodass Sie die besondere Situation vor Ort aufmerksam aus der Sicht des traumatisierten Kindes wahrnehmen. Besprechen Sie sich mit Kollegen, auch wenn noch nichts bei Ihnen passiert ist. Die Hamburger Schulleiter haben sich beispielsweise in den letzten Jahren zielgerichtet mit möglichen traumatischen Geschehnissen an Schulen auseinandergesetzt. Hier ging es um die Frage, wie *Gewalttaten bzw. Anschlägen* usw. begegnet werden kann. Dabei fand eine traumapsychologische Perspektive Berücksichtigung.

In der folgenden Aufstellung werden besondere Probleme skizziert, die eine Schulsituation betreffen; dabei soll gezeigt werden, wie Sie mit diesen umgehen können:

**Möglichkeiten, mit typischen Problemen in Schulen oder anderen Ausbildungseinrichtungen umzugehen, wenn Schüler seelisch traumatisiert wurden:**

- Symptome wie Zeichen von Übererregung oder Abwesenheitszustände (Dissoziationen) sollten Sie, wenn Sie von einem solchen Geschehen Kenntnis haben, zunächst als Ausdruck der Traumatisierung des betroffenen Schülers werten. Sind Sie unsicher, wo plötzlich die genannten Auffälligkeiten des Schülers herrühren, suchen Sie behutsam das Gespräch mit dem Kind oder Jugendlichen und klären Sie eine etwaige Extrembelastung in der jüngsten Vergangenheit auf. Sorgen Sie dann dafür, dass der Schüler mehr Hilfe bekommt.

- Durch die Symptomatik eines einzelnen Schülers kann es zu akuten Streitigkeiten unter den Schülern kommen, in die Sie schlichtend eingreifen sollten. Dies sollte passieren, bevor sich die »Fronten verhärtet« haben und das traumatisierte Kind möglicherweise zusätzlich unter der Schulsituation leidet.
- Schamgefühlen wegen der möglichen Symptome können Sie begegnen, indem Sie erklären, dass die Ereignisse »verrückt« waren, die Reaktionen aber »normal« sind. Dazu zählen Gefühlsausbrüche, Rückzugsverhalten und Leistungseinbußen.
- Klassenkonferenzen mit allen Schülern sollen über Folgen von Traumatisierungen aufklären und bei allen dazu führen, dass sie auf das eigene Verhalten und das der Mitschüler achten. Das fördert die Solidarität für ein Opferkind, wenn die Ereignisse in der Einrichtung bereits allseits bekannt geworden sind. Fragen Sie das betroffene Kind, ob es an einer solchen Veranstaltung teilnehmen will.
- Vorsicht bei »Trigger«-Themen wie Gewalt, Missbrauch, Krieg usw.: Eine nicht unerhebliche Zahl von Kindern und Jugendlichen hat diese Scheußlichkeiten erlebt, und Sie lösen bei den Kindern durch das Unterrichtsthema psychische Krisen bis hin zu Flashbacks aus. Wie wäre es, wenn Sie zuerst das Thema *psychische Traumatisierung* zum Unterrichtsthema machten und dann erst »heiße Eisen« anpacken? Sie können so auch bei Ihren Schülern zu einem wichtigen Grundlagenwissen zum Thema beitragen und den jungen Leuten gleichzeitig die Chance geben, sich aus dem Unterricht gegebenenfalls »herauszuhalten«. Es sollte möglich sein, dass der Schüler gegebenenfalls den Unterricht verlässt, solange das Thema behandelt wird.
- Versuchen Sie, ein traumatisiertes Kind, welches sich isoliert, (wieder) in die Gruppe der Klasse zu integrieren, indem Sie seine *Ressourcen* in einem vertraulichen Gespräch ansprechen. Wenn Sie ein Vertrauensverhältnis zu dem Schüler oder Auszubildenden aufgebaut haben, können Sie möglicherweise auch auf die Hilfestellungen aus dem Abschnitt »Das Schatzkästchen öffnen – Ressourcen wecken« verweisen. Beziehen Sie hier in Ihr Vorgehen nach Rücksprache mit Ihrem Schüler gegebenenfalls die Eltern mit ein.
- Selbstmordversuche und vollendete Suizide im Umfeld der Schule benötigen eine gut organisierte Betreuung der ganzen Schule – vor allem dann, wenn das Ereignis allgemein bekannt geworden ist. Die konkrete Gefahr weiterer Suizidhandlungen in der Folge ist erheblich. Schulleiter sollten sich

bei den Klassenlehrern informieren, ob es Schüler gibt, die nach dem Geschehnis durch konkrete suizidale Äußerungen auffallen, sehr depressiv oder auf andere Weise verändert wirken. Solche Schüler, bei denen der Eindruck besteht, dass sie in Not sind, sollten behutsam angesprochen werden. Lassen Sie sich, sofern Sie in verantwortlicher Position sind, im gegebenen Fall fachlich beraten!

In den folgenden Abschnitten wird auf besondere traumatische Ereignisse eingegangen und darauf, wie Sie damit umgehen können. Zunächst wird erläutert, was Sie unternehmen können, wenn Sie es mit Kindern zu tun haben, die *Zeuge* einer Gewalttat waren:

**Bezeugte Gewalt – was sollten Sie im Umgang mit »Zeugenkindern« beachten?**

- Achten Sie nach einem Ereignis auf Kinder im Umfeld, die verändert wirken.
- Sensibilisieren Sie andere Erwachsene im Umfeld der Kinder, die »etwas mitbekommen haben«, für Kinder mit Belastungs-/Schockzeichen (s. o.); regen Sie diese Erwachsenen an, im Hinblick auf solche Kinder wachsam und fürsorglich zu sein.
- Bereiten Sie sich in ihrem Kollegenkreis *gemeinsam* vor und ziehen Sie Profis hinzu, die Sie beraten können (z. B. Mitarbeiter von Kinderschutzeinrichtungen, des Kriseninterventionsteams des DRK, erfahrene Traumatherapeuten, Notfallseelsorger).
- Sprechen Sie die Kinder in einem geschützten Raum behutsam auf ihr Befinden an.
- Rechnen Sie bei belastet wirkenden Kindern mit »Familiengeheimnissen«, in die Sie einbezogen werden könnten.
- Achten Sie die Privatsphäre des Kindes, versprechen Sie, dass Sie verschwiegen sein werden.
- Tauschen Sie sich mit Kollegen – unter der Maßgabe absoluter Verschwiegenheit – aus, wenn es um mögliche Straftatbestände im familiären Umfeld geht.
- Eröffnen Sie mit *allen* Kindern im institutionellen Kontext wie Schule etc. das Gespräch über die Vorkommnisse, wenn Sie davon ausgehen müssen, dass *alle* Kinder davon wissen.
- Verständigen Sie sich im Vorfeld mit Kollegen über Kinder, die möglicherweise durch die Ereignisse selbst in besonderem Maße in Mitleidenschaft

gezogen werden könnten, weil auch bei ihnen die Erfahrung von massiver Gewalt bekannt ist oder der Verdacht auf Misshandlungen besteht.

- Kündigen Sie den Kindern das Gespräch über die Vorkommnisse an und dass sich einzelne Kinder danach vertrauensvoll an Sie wenden können, wenn ihnen danach ist.
- Bieten Sie den Kindern an, dass sie den Raum (in Begleitung) verlassen dürfen, wenn es ihnen mit den Themen nicht gutgeht.
- Seien Sie auf Kinder vorbereitet, die durch überwältigende Erinnerungen akut belastet werden.
- Machen Sie sich damit vertraut, wie Sie mit solchen Kindern umgehen können, etwa entsprechend den Ausführungen weiter oben in diesem Abschnitt.
- Fragen Sie die Kinder dann konkret nach Ängsten oder danach, ob sie den Wunsch haben, über die Dinge zu sprechen.
- Behalten Sie dabei die oben erwähnten »Problemkinder« im Auge: Reagieren sie belastet auf die Diskussion in der Klasse, im Kindergarten oder Verein?
- Stellen Sie sicher, dass diesen Kindern durch eine zweite Person geholfen werden kann, wenn das Gespräch in der Gruppe bei Ihnen mögliche eigene traumatische Erfahrungen »triggern«.

Sind Sie der erste Erwachsene, der ein Kind nach einer Gewalterfahrung hilflos antrifft, sind folgende Aspekte zu bedenken:

**Außerhäusliche Gewalt – was sollten Sie vor Ort beachten?**

- Hat das Kind körperliche Verletzungen, die akut (von Ihnen) versorgt werden müssen, möglicherweise auch von medizinischem Fachpersonal?
- Ziehen Sie in der Regel umgehend Polizei und Rettungskräfte hinzu, beauftragen Sie gegebenenfalls einen anderen Passanten mit dieser Aufgabe, und kümmern Sie sich weiter um das Kind.
- Gibt es die Möglichkeit, vor Ort Beweise einer Gewalttat zu sichern? Gibt es andere Zeugen, sollten Sie deren Namen, Telefonnummer, Adresse notieren. Eine erfolgreiche Strafverfolgung verbessert in der Regel den späteren Behandlungserfolg, denn wenn nach einem Delikt juristisch Gerechtigkeit hergestellt wird, so führt das zu einem Gefühl der Sicherheit auf dieser Welt, welches heilsam sein kann.
- Geben Sie dem Kind und den Eltern nach einer Tat die Chance, mit Ihnen

wieder in Kontakt zu treten, und hinterlassen Sie deshalb Ihre Telefonnummer oder Adresse und notieren Sie die Telefonnummer der betroffenen Familie!

- Erkundigen Sie sich, nachdem Sie geholfen haben, in gewissen Zeitabständen unaufdringlich wieder nach dem Kind, wenn die Angehörigen bereit waren, Ihnen ihre eigene Telefonnummer zu geben. Sie sind für das Kind der erste wiederentdeckte »Sicherheitsfaktor« nach einer brutalen Gewalttat. Kontinuität hat hier einen heilsamen Effekt. Warten Sie nicht auf einen Anruf durch die Eltern, sondern werden Sie gegebenenfalls selbst aktiv.
- Beachten Sie die o. g. Zeichen für einen Schock (S. 25), ebenso die Empfehlungen für ein erstes Vorgehen (»erste Schritte«, s. o., S. 106 ff.).

Als besonders heikel stellt sich der Umgang mit dem Thema der häuslichen Gewalt dar. Wie oben bereits erläutert, können Sie möglicherweise der einzige Erwachsene sein, der das Leid des Kindes erkennt. Und das bedeutet auch, dass Sie große Verantwortung für das Wohl des Kindes haben. Ein unberechtigter Verdacht kann aber die Eltern stigmatisieren und so wieder das Kind schädigen. Im Folgenden werden wichtige Punkte aufgelistet, die Sie beim Umgang mit Kindern beachten sollten, die möglicherweise Opfer häuslicher Gewalt sind:

**Häusliche Gewalt – was sollten Sie beim Umgang mit dem Kind beachten?**

- Beobachten Sie das Kind zunächst. Was hat Sie auf das Kind aufmerksam gemacht: Zeigt es körperliche Auffälligkeiten? Gibt es Anzeichen für eine Verletzung, die möglicherweise medizinisch versorgt werden muss? Ist das Kind verhaltensauffällig?
- Zeigt das Kind die o. g. Schockzeichen, starrt es oft verloren ins Leere, ist nicht ansprechbar, ängstlich im Kontakt mit erwachsenen Personen oder anderen Kindern, oder zeigt es Zeichen im Sinne einer Posttraumatischen Belastungsstörung?
- Holen Sie sich Beratung in einem Kinderschutzzentrum, beim örtlichen Jugendamt oder in ihrem beruflichen Umfeld, wenn Ihnen so ein Kind begegnet.
- Sie sollten eine Strategie für das weitere Vorgehen entwickelt und diese mit dem Kinderschutzzentrum und gegebenenfalls Ihrer Institution abgesprochen haben.
- Wenn Sie jetzt für das Kind da sein wollen, dann »bleiben Sie am Ball«, lassen Sie das Kind nicht »fallen«, wenn Sie durch Ihr Engagement an die Wun-

den der seelischen Verletzung gerührt haben und diese »aufgebrochen« sind. Die ersten Schritte verpflichten Sie zu einer kontinuierlichen, verlässlichen Begleitung des Kindes.

- Holen Sie sich *vor* einem ersten Gespräch Hilfe. Nur wenn Sie Sicherheit vermitteln können und wissen, wie Sie weiter vorgehen wollen, wird das Kind sich öffnen.
- Sprechen Sie das Kind in einem geschützten Raum an, fragen Sie behutsam nach möglichen Belastungen. Meistens wird das Kind zunächst nichts angeben. Bieten Sie ein weiteres Gespräch an, ohne bedrängend zu werden.
- Fragen Sie das Kind konkret nach Ängsten oder danach, ob es den Wunsch hat, über die Dinge zu sprechen.
- Bieten Sie Ihr Mitgefühl an, ohne pathetisch zu werden.
- Seien Sie darauf gefasst, dass das Kind unter Druck gesetzt wurde, über die Gewalterfahrungen zu schweigen. Es hat Angst und muss sich zunächst auf Ihre Verschwiegenheit verlassen können.
- Sprechen Sie Ihr eventuelles Vorgehen möglichst mit dem Kind ab.
- Seien Sie auf Reaktionen vorbereitet, die durch überwältigende Erinnerungen ausgelöst werden können (s. Schockzeichen).
- Machen Sie sich damit vertraut, wie Sie mit dem Kind umgehen können, etwa entsprechend den Ausführungen am Anfang dieses Kapitels (vgl. S. 103 ff.).
- Sie haben es möglicherweise mit Straftatbeständen zu tun. Gewalt gegenüber dem Kind ist eine Straftat. Seien Sie mutig, das Thema trotzdem anzusprechen, Sie sind wahrscheinlich die einzige Person mit einem bewussten Zugang zum Leid des Kindes.
- Sie sind nicht allein: Kinderschutz, Jugendamt und Famiiengericht werden beim Verdacht auf eine Gefährdung des Kindeswohls *per Gesetz* für das Kind verantwortlich. Wenn das Kind gefährdet ist, können Sie dem zuständigen Jugendamt im Bezirk eine Meldung machen. Diese muss dann aber vom Jugendamt weiterverfolgt werden.
- Machen Sie sich vorher bewusst, ab welchem Punkt Sie die »Führung« abgeben und die genannten Institutionen die Verantwortung für das Kind übernehmen. Bleiben Sie aber für das Kind auch weiterhin emotional ansprechbar!
- Schließen Sie ein Gespräch mit einer Aufmunterung ab, überlegen Sie sich vorher, was Sie vielleicht sagen wollen, und bieten Sie einen konkreten Termin für die Folgezeit an. Für das Kind kann jetzt zunächst eine Odyssee beginnen, und der Erfolg der Maßnahmen, die nun folgen, ist für das Kind noch nicht abschätzbar. Bleiben Sie also in der Nähe des Kindes und seien Sie (auch emotional) verfügbar.

Am meisten werden Kinder den wissenschaftlichen Erkenntnissen zufolge durch sexuell gefärbte Gewalt beeinträchtigt. Sie sollten bei einem Kind, bei dem Sie den Verdacht auf sexuellen Missbrauch haben, besonders behutsam sein. Beachten Sie auch die Ausführungen zum Thema in Kapitel 1. Ein falscher Verdacht kann hier besonders zerstörerische Auswirkungen haben:

**Sexuelle Gewalt – was sollten Sie beim Umgang mit dem Kind beachten?**

- Sexuelle Gewalt bedeutet immer eine Erfahrung von extremer Grenzüberschreitung. Beachten Sie die Reaktionen des Kindes, wenn Sie sich annähern. Beachten Sie behutsam (versteckt) ängstliche Reaktionen des Kindes.
- Haben Sie den Verdacht, dass es durch einen Erwachsenen Ihres Geschlechts missbraucht wurde, sollten Sie einen andersgeschlechtlichen Erwachsenen bitten, (mit Ihrer Unterstützung) dem Kind zu helfen.
- Scham- und Schuldgefühle sind bei diesen Kindern besonders stark ausgeprägt. Nehmen Sie Rücksicht darauf und entlasten Sie das Kind, indem Sie behutsam mit den Themen umgehen und es *nicht direkt* auf die Vorkommnisse ansprechen.
- Vermeiden Sie so traumatische Erinnerungen an das möglicherweise Geschehene.
- Dem Kind sollte aber immer angeboten werden, über solche Geschehnisse zu sprechen, wenn es das wünscht.
- Ansonsten gelten in den meisten Punkten die Ausführungen zum Thema häusliche Gewalt aus Kapitel 1 (vgl. S. 64).

Bei den letztgenannten Themen – häusliche und sexuelle Gewalt – handeln Sie niemals allein, sondern beziehen Sie frühzeitig Ihre Dienststelle mit ein. Auch ist hier eine baldige Weitergabe der Informationen an die öffentlichen Stellen oftmals am sinnvollsten. Das Jugendamt ist dann Ihr erster Ansprechpartner. Auch das Familiengericht kann hinzugezogen werden. Halten Sie aber zunächst den üblichen Amtsweg ein – und der ist zunächst der Weg zum Jugendamt. Sie sollten als Erzieher oder Lehrer aber weiterhin für das Kind emotional verfügbar sein und sich kümmern, auch wenn Sie den »Fall« an andere Institutionen gemeldet haben. Bieten Sie den Einrichtungen eine Kooperation an, wie Sie sich aus deren Sicht weiter im Sinne des Kindeswohls (emotional) engagieren können.

Bei allen Schwierigkeiten, die im Kontext von psychischer Traumatisierung von Kindern und Jugendlichen in Schule und Kindergarten auftreten können, ist die Betreuungseinrichtung oder die Schule aber auch ein Ort, an dem sich ein Kind oder Jugendlicher nach einem Trauma erholen kann. Die Normalität, die es oder er dort erlebt, kann zu einer Ablenkung von traumatischen Erinnerungen und anderen Schwierigkeiten im Zusammenhang mit der katastrophalen Erfahrung führen. Die einzelnen Punkte, die hier besonders hilfreich sein können, wurden im 2. Kapitel im Abschnitt zu Problemen mit traumatisierten Kindern und Jugendlichen in Kindergarten, Schule und Ausbildung aufgeführt (vgl. S. 89).

Nachdem Sie, im Hinblick auf das Trauma-Thema, etwas über Möglichkeiten und Schwierigkeiten in Betreuungseinrichtungen, Schule und Ausbildungseinrichtung erfahren haben, wenden wir uns nun den Beziehungen außerhalb der Institutionen zu.

## Was Eltern von befreundeten Kindern tun können

Wenn Kindern seelisches Leid widerfährt, wird in der Regel zu wenig für das Kind getan. Oft wird einfach weggeschaut. Seien Sie also mutig und sprechen Sie das Leid eines Freundes oder einer Freundin Ihres Kindes behutsam an. Am besten, Sie »tasten« sich in mehreren Gesprächen heran, ohne dabei zu nah an traumatische Inhalte zu geraten. Sagen Sie dem Kind von vornherein, dass Sie es nicht direkt auf die schlimmen Dinge, die ihm passiert sind, ansprechen wollen, sondern wissen wollen, wie es ihm oder auch anderen Beteiligten jetzt geht. Dann kann sich das Kind überlegen, ob es sich Ihnen anvertrauen möchte oder nicht. Wenn sich das Kind geöffnet hat und Sie ihm anbieten, einmal mit der Mama zu sprechen, wird Ihre Wohnung oder Ihr Haus so möglicherweise für das Kind zu einem weiteren Ort, an dem es sich gut aufgehoben fühlt, und es weiß dann, dass auch Sie für seine Nöte da sind. Das merkt es z. B. auch dann, wenn Sie Ihr eigenes Kind anhalten, seinen Freund oder seine Freundin zu unterstützen. Bei Konflikten zwischen den beiden Kindern, die möglicherweise akut durch die Traumatisierung des befreundeten Kindes ausgelöst wurden, können Sie schlichten und die seelische Belastung des Freundes Ihres Kindes zur Erklärung heranziehen. So fühlt sich der Freund aufgehoben.

Bauen Sie dem Kind auch bei sich zu Hause ein emotionales »Nest«. Sie können das Kind und seine Familie also unterstützen: zum einen durch die tragende Freundschaft, die Ihr Kind dem Opferkind anbieten kann, zum andern dadurch, dass Sie dem Opferkind bei sich etwas von der familiären Geborgenheit geben, die es in seiner eigenen Familie (momentan) aufgrund der Situation nicht bekommen kann.

Sie können dem Kind oder den Kindern der betroffenen Familie auch dadurch helfen, dass Sie die Eltern dabei unterstützen, auch einmal etwas für sich zu tun. Wenn das Opferkind beispielsweise ein Einzelkind ist und guten Kontakt zu Ihrer eigenen Familie hat, könnte das Kind z. B. einmal übers Wochenende bei Ihnen übernachten, und dessen Eltern machen es sich gemütlich – bei sich zu Hause oder z. B. bei einem Wochenendtrip in die Berghütte. Seien Sie aber behutsam mit solch einem Vorschlag: Traut sich das Opferkind schon zu, über ein Wochenende allein (d. h. ohne seine Eltern) bei Ihnen zu sein? Können seine Eltern ein solches Angebot überhaupt annehmen? Fragen kostet aber bekanntlich nichts, und wahrscheinlich werden sich die Eltern zumindest über die Aufmerksamkeit freuen.

Allgemein gilt, dass Sie überlegen sollten, wie Sie die *Eltern* des Kindes unterstützen können. Am meisten profitiert das Kind in der Regel davon, »fitte« Eltern zu haben, falls auch sie sehr belastet sind. Wenn deren Situation verbessert wird, so hilft dem Kind dies in der Regel ganz unmittelbar. Kinder sind auf das Engste mit den Eltern und Ihrer Gemütsverfassung verbunden – und das umso mehr, je jünger die Kinder sind.

Besonders wichtig kann Ihre eigene Familie auch dann werden, wenn ein Mitglied der anderen Familie verstorben ist. Dann kann das Opferkind in besonderem Maße etwas bei Ihnen erhalten, was es zu Hause nicht mehr gibt: eine intakte Familie. So den Mangel bei sich zu Hause zu spüren kann das Kind allerdings auch belasten und dazu führen, dass es sich zurückzieht. Versuchen Sie, dass Kind liebevoll dazu zu »verführen«, dass es vielleicht doch ein Stück von Ihrem Familienglück für sich gewinnt und mitnimmt!

Wenn Sie alleinerziehend sind und in der »kompletten Familie« (d. h. mit Vater und Mutter) des Freundes ein Elternteil stirbt, findet das Opferkind bei Ihnen in gewissem Sinne die Situation vor, in die es selbst jetzt kommt: Das zwischen den Kindern »geteilte Leid« kann dem Opferkind dann auch helfen, die eigene Situation eher zu akzeptieren. Vielleicht entwickelt sich so auch eine Begegnung zwischen den nun in beiden Familien alleinerziehenden Elternteilen, und das Gefühl von menschlicher Gemeinschaft hilft beiden: dem Opferkind, aber auch der sozialen Erfahrung Ihres eigenen Kindes. Es prägt positiv, wenn Ihr Kind Ihr eigenes Mitgefühl und Engagement für den Freund erlebt. Bei aufkeimender Konkurrenz gegenüber dem Opferkind reden Sie mit Ihrem Kind und machen es zum Verbündeten Ihrer »guten Tat« – dann ist es sicher wieder »mit im Boot«.

## Wie Kinder einander helfen können

Allgemein gilt, dass die Beziehungen der Kinder untereinander eine äußerst heilsame Wirkung entfalten können. Der Freund oder die Freundin des Traumaopfers ist in der Regel ja ein unverletztes Kind – an seiner Lebendigkeit kann sich das traumatisierte Kind aufrichten. Und: Kinder sind im Hier und Jetzt zu Hause – das hilft dem Opferkind, sich von traumatischen Erinnerungen in der Vergangenheit zu distanzieren. Dies ist auch ein wichtiges Ziel, wenn das Kind zu einem professionellen Therapeuten geht.

Kinder geben einander diese Unterstützung teils schon durch ihre kindliche Art. Auf einige Punkte, die bei den Beziehungen von gleichaltrigen Kindern, von denen eines traumatisiert wurde, zu beachten sind, wird im Folgenden eingegangen.

### Wie die Geschwister helfen können – und was sie selbst brauchen

Geschwisterbeziehungen sind von großer Bedeutung, wenn es um Heilung bei seelischen Traumatisierungen geht. Als Eltern der Kinder sollten Sie aber zunächst darauf achten, ob die Geschwister des Opferkindes selbst direkt oder indirekt durch die Ereignisse Schaden genommen haben. Orientieren Sie sich an den Ausführungen in Kapitel 2 (S. 82 ff.), um die Situation der Geschwisterkinder zu erfassen.

Reden Sie mit den Kindern am besten in einer ruhigen, persönlichen und entspannten Atmosphäre. Die Geschwister brauchen im Akutfall im Grunde die gleiche Aufmerksamkeit von Ihnen wie das betroffene Kind selbst. Wenn jüngere, aber auch ältere Geschwister – und da sollten Sie auch die »coolen« Pubertierenden mit einbeziehen – erleben, wie sie und ihre Not durch die Eltern ausreichend gewürdigt werden, dann können sie in dieser schweren Zeit eher auf einen Teil

Ihrer Zuwendung verzichten und sind unter Umständen auch in der Lage, für das traumatisierte Geschwisterkind mehr da zu sein. Und hier sind sie manchmal hilfreicher als die Erwachsenen, wie aus den Ausführungen weiter unten deutlich werden soll.

Kinder begegnen einander mehr oder weniger auf Augenhöhe: Kindliche Ängste, Nöte und Leidenschaften werden miteinander geteilt, wie das mit einem Erwachsenen kaum möglich ist. Für eine Situation, in der eines der Kinder traumatisiert wurde, bedeutet dies: Geschwister wissen vielfach unausgesprochen um die Qualität und das Ausmaß des Leides des primär betroffenen Bruders oder der Schwester. Spricht man mit ihnen, erfährt man nicht selten, dass sie sich bereits sensibel in die Situation des Opferkindes eingefühlt haben und dabei manchmal selbst von den Geschehnissen überwältigt sind. Wenn Sie diesen Kindern und Jugendlichen helfen, dann sind diese auch in der Lage, dem direkt traumatisierten Geschwisterkind allein durch ihre bloße Existenz und geschwisterliche Fürsorge Kraft zu geben. Einzelkinder, die traumatisiert worden sind, trauern nicht selten besonders einem nicht vorhandenen Geschwisterkind nach, mit dem sie (auf kindlicher Ebene) ihr Schicksal teilen könnten.

Was ist es nun, was die Unterstützung durch Geschwister in dieser Situation im Einzelnen auszeichnet? Die folgende Übersicht will Sie mit einigen bedeutenden Aspekten vertraut machen.

**Was können die Geschwisterkinder dem traumatisierten Kind natürlicherweise an Unterstützung geben?**

- Geschwister, die zuvor schon ein gutes Verhältnis zueinander hatten, halten in Extremsituationen wie »Pech und Schwefel« zusammen – wenn alle Kinder sich von den Eltern unterstützt wissen. Merke: Auch die nicht direkt betroffenen Kinder und Jugendlichen brauchen Hilfe. Die Gefühlsbindungen zwischen Geschwistern sind im besten Falle fest, voller Vertrauen und intensiv – umso mehr, wenn jedes Kind in der Familie einfühlsam gewürdigt und beachtet wird.
- Die gemeinsame Lebenserfahrung und Entwicklung bis zum Schreckensmoment schafft eine intime Nähe zwischen Geschwisterkindern und kann dazu beitragen, dass nach dem Trauma beim Opferkind wieder neues Vertrauen in sich und die Welt sowie in menschliche Beziehungen entstehen kann.
- »Gute gemeinsame Gewohnheiten« – Urlaube, das gemeinsame Spiel, fami-

liäre Rituale unter/mit den Kindern etc. – können nach dem Trauma besonders heilsam sein, wenn traumatisierte Kinder gemeinsam mit Geschwisterkindern wieder den »Faden des Lebens« aufnehmen.

- Kinder untereinander haben eine großartige Kraft, sich im Spiel vom Rest der Welt »abzuschotten« und darin gute Spielwelten zu schaffen, die negativen Erfahrungen entgegengesetzt werden. »Separative Fähigkeiten« nennen das die Traumaspezialisten. Erwachsene müssen diese Fähigkeit zum Separieren – zum klaren Trennen von guten Erfahrungen und schlechten, traumatischen – meist mühselig (wieder) erlernen. »Gute (Spiel-)Welten«, die der Trauma-Erfahrung und überwältigenden Erinnerungen trotzen können, werden von »gesunden« Geschwisterkindern gemeinsam mit der traumatisierten Schwester oder dem Bruder viel leichter wiederaufgebaut.
- Geschwisterkinder können leichter füreinander »Power-Momente« herstellen: Ihr Verstand nimmt das Hier und Jetzt und die schönen Dinge fokussierter und unmittelbarer auf. Auch wenn ein Kind traurig über den Tod der geliebten Großmutter ist, so kann es doch auf der Beerdigungsfeier mit der Cousine ausgelassen lachen. Die Erwachsenen dulden diese Ressource der Kinder oftmals nicht – statt sich von ihrer kindlichen Leichtigkeit inspirieren zu lassen!
- Eine gemeinsame Sprachebene der Kinder kann die Kommunikation über Belastendes erleichtern. Werden die Älteren beispielsweise nicht durch die Thematik überfordert, kann man erleben, wie sie dem Kleinen noch einmal alles in »Kindersprache« übersetzen – während sich die Eltern abmühen, z. B. die einfache Traumapsychologie zu erklären. Fragen Sie die Großen ruhig: »Wie würdest du das jetzt erklären?«
- Gerade größere Geschwisterkinder helfen kleineren hier und wirken – auf der Gefühlsebene und sprachlich – als »Brückenbauer« zur Erwachsenenwelt.
- Kleinere helfen den traumatisierten Großen durch ihre für Kinder so typische, im positiven Sinne naive, umfassendere *unmittelbare* Präsenz, das *Spielerische.* Das hilft den schon mehr »verstandesgelenkten« Kindern und Jugendlichen unter Umständen, Trauma-Gedankenkreise zu durchbrechen und einen inneren Abstand zu den Ereignissen herzustellen, was Traumatisierten so schwerfällt.
- Die bloße Anwesenheit, aber auch Zärtlichkeit und die meist tiefe, authentische und unverbrüchliche geschwisterliche Zuneigung – das streichelnde Händchen, der Blick, die Stimme, kleine Trostgeschenke des Geschwisterkindes – helfen, Seelenwunden zu heilen und die schmerzlichen Erfahrungen zu überwinden.

Geschwisterkinder können aber nicht nur in der Umgebung des traumatisierten Kindes oder Jugendlichen hilfreich wirken: Sie können, wie schon gesagt, durch die Ereignisse selbst erheblich belastet werden und dann auch für das traumatisierte Kind zu einer zusätzlichen Belastung werden: wenn sie selbst Ängste entwickeln, sich zurückziehen oder sich sogar aggressiv verhalten. In Kapitel 1 wurden bereits wichtige Punkte aufgezählt, die Sie bei den Geschwistern nach dem Trauma des Bruders oder der Schwester beachten sollten. Im Folgenden werden krisenhafte Zuspitzungen beschrieben und wie Sie damit umgehen können:

**Wie Sie mit Schwierigkeiten mit den Geschwistern des traumatisierten Kindes und mit Schwierigkeiten innerhalb der Geschwisterbeziehung umgehen können:**

- *Das Geschwisterkind wird von Ihnen aufmerksam beobachtet, und Sie finden nach den Ereignissen Auffälligkeiten bei ihm: Es wirkt nervös, der Kindergarten berichtet über Verhaltensveränderungen oder eine vermehrte Ängstlichkeit, die Lehrer berichten über Schulleistungseinbußen, es zeigt sich Ihnen und Freunden gegenüber aggressiver als sonst:*
  Versuchen Sie zunächst zu verstehen, worunter das Geschwisterkind leidet. Wenn Sie eine Idee haben, sprechen Sie es in vertrauter, persönlicher Atmosphäre behutsam auf seine Situation an: »Paul, mir ist aufgefallen, dass … Kann es sein, dass dich die Situation mit deiner kleinen Schwester viel beschäftigt?« – Rechnen Sie bei einer solchen Frage mit heftigen Reaktionen und Gefühlsausbrüchen. Die eigene Bedürftigkeit ist angesichts des großen Leides des traumatisierten Geschwisterkindes meist sehr mit Schamgefühlen besetzt, gerade wenn Sie mit älteren Geschwistern zu tun haben. Bleiben Sie dann »entspannt« und zeigen Sie Verständnis für die Reaktion. Vielleicht brauchen Sie mehrere behutsame Anläufe, um ein Gespräch in Gang zu bringen. Zeigen Sie, dass auch dieses Kind ein Recht darauf hat, unter den Umständen zu leiden, und vielleicht »etwas« Unterstützung braucht, die Sie ihm anbieten wollen.
  Oft wird das Kind gar keine Hilfe wollen. Dass Sie aber gefragt haben, hilft bereits. Das Kind oder der Jugendliche weiß nun, dass Sie »dabei« sind, wenn es um seine Gefühle geht. Die Einsamkeit – mit leidvollen Gefühlen – des nicht akut betroffenen Kindes wird so aufgebrochen. Erklären Sie ihm die Situation. Es soll ebenfalls die Möglichkeit bekommen, über ein *Verstehen* die Situation »unter Kontrolle« zu haben – das hilft nicht nur dem traumatisier-

ten Kind. Geben Sie dem Geschwisterkind auch die Chance, sich selbst als hilfreich zu erleben. Besprechen Sie mit ihm, wie es dem traumatisierten Geschwisterkind angemessen helfen könnte!

- *Das Geschwisterkind zeigt Anzeichen einer Traumastörung:* In diesem Falle können Sie entsprechend den Empfehlungen aus Kapitel 1 versuchen zu klären, ob tatsächlich eine Trauma-Folgestörung vorliegt. Dann haben Sie zwei Kinder, die viel Unterstützung benötigen. Auch wenn das betroffene Geschwisterkind zurzeit der Geschehnisse nicht vor Ort war, so ist doch anzunehmen, dass dieses Kind, bisher unbeachtet, Mitwisser ist, was es zu überwältigen scheint. Sie können sich vorsichtig – unter Zuhilfenahme der »Stoppregel«, wie beim primären Opferkind – erkundigen, ob das Kind a) Kenntnis von der Katastrophe hat, und vordringlich versuchen zu klären, ob es b) unter flashbackartige Krankheitszeichen leidet. Fachliche Hilfe kann dann einmal mehr nötig werden, wenn Sie sich und die Kinder nicht einer dauerhaften Überforderung aussetzen wollen.
- *Das Geschwisterkind zeigt verzweifelt, dass es sich an der Katastrophe des Opferkindes schuldig fühlt:* Wenn das Geschwisterkind bereits in der Lage ist, eigene Schuldgefühle zum Ausdruck zu bringen – meist in einem Gefühlsausbruch –, dann ist schon viel gewonnen. »Ent-schuldigen« Sie dieses Kind, und helfen Sie ihm, zu verstehen, wie es zu diesen irrationalen Gefühlen gekommen ist. Wiederholen Sie in der nächsten Zeit immer wieder die Entschuldigung. Schuldgefühle sind oft extrem hartnäckig, und das Kind oder der Jugendliche könnten Ihnen Unehrlichkeit vorwerfen: etwa, Sie wollten es/ihn »nur beruhigen«. Bleiben Sie also dran an dem Thema, auch wenn Sie barsch zurückgewiesen werden! Fragen Sie auch, ob ein anderes Kind oder ein Erwachsener im Umfeld dem Kind Schuld zugesprochen hat. Das müssen Sie dann, möglicherweise auch in einem offenen Gespräch mit allen Beteiligten, als »Sprachrohr« und gegebenenfalls als »Anwalt« des Kindes klären. Kommunizieren Sie die Not des Kindes gegenüber anderen Geschwistern und Ihrem Partner/Ihrer Partnerin. Sprechen Sie das aber vorher mit dem Kind oder Jugendlichen ab. Scham und Ohnmacht sind unter extrem seelisch verletzten Menschen weitverbreitete Gefühle. Sie sollten das wissen und entsprechend »großzügig« mit den typischen, heftigen Gefühlsreaktionen und Meinungsäußerungen umgehen.

Die Ausführungen zeigen, dass die Familie unter dem Einfluss der Ereignisse nicht zur Ruhe kommt. Sorgen Sie zwischendurch immer auch wieder dafür, dass es *Ihnen* halbwegs gut oder doch für einige Momente besser geht. Nutzen Sie die Möglichkeiten, die auch Ihrem Kind helfen können, oder nehmen Sie in diesen schweren Zeiten Ratgeberliteratur zur Hilfe, die speziell Erwachsenen in extremen Krisen helfen können (z. B. die oben erwähnten Bücher von Luise Reddemann oder Gottfried Fischer).

Die Kinder brauchen manchmal elterliche Unterstützung, um ihre Ressourcen, die sie füreinander im »Schatzkästchen« der Geschwisterbeziehung parat halten, richtig ausleben zu können. Im Folgenden wird noch einmal zusammenfassend das Wichtigste aufgeführt, was die Kinder benötigen, um zur »Hilfe zur gegenseitigen Geschwisterhilfe« fähig zu sein:

**Das können Sie tun, um als Eltern Ihrem traumatisierten Kind und seinen Geschwistern dabei zu helfen, gemeinsam das Trauma zu überwinden:**

- Achten Sie stets darauf, dass keines der Geschwisterkinder dadurch überfordert wird, dass es zu sehr für das betroffene Kind da sein *muss*. Meist *wollen* die Kinder aber füreinander da sein. Sie sollten dieses Bedürfnis des Geschwisterkindes behutsam unterstützen. Das rechte Maß zu finden und an die aktuellen, sich wandelnden Begebenheiten anzupassen, kann Ihre Funktion sein.
- Die Ressourcen der Geschwisterbeziehungen müssen manchmal von den Eltern erst erkannt, dann gewürdigt und gefördert werden.
- Bauen Sie den Kindern ein gemeinsames »Nest«: Viele traumatisierte Kinder suchen z. B. nachts »Zuflucht« im Bett des großen oder auch kleinen Bruders oder kuscheln sich auf dem Sofa zusammen. Wenn sich das traumatisierte Kind zurückzieht, sprechen Sie es an, ob es »dazukommen« mag, zu seinen Geschwistern. Sagen Sie den Kindern, dass all diese Besonderheiten, auch der Rückzug, in Ordnung sind. Unterstützen Sie das schutzsuchende Verhalten: Würdigen Sie das »Zusammenrücken« ausdrücklich, belohnen Sie die Kinder gemeinsam mit einem warmen Kakao oder/und lesen Sie eine schöne Geschichte zur Nacht vor, bringen Sie sich selbst aber nur vorsichtig ein. Manchmal stören Erwachsene bloß, wenn die Kinder untereinander ein gutes Gefühl für die gegenseitigen Bedürfnisse haben.
- Lassen Sie Ihre Fantasie spielen bezüglich der Frage, was Ihre »Rasselbande« gerade an Unterstützung gebrauchen kann, um im sicheren Hafen der vertrauten Geschwisterbeziehung zu geben und zu nehmen.
- Gemeinsame Vorstellungswelten über das, was die Seele des traumatisierten Kindes »wieder heile machen« kann, können mit kleineren Kindern »erspielt«, »ermalt«, »erbastelt« werden.

- Kreatives Tun *gemeinsam* mit den Kindern schafft gut im Gedächtnis verankerte heilsame Vorstellungen: Basteln Sie mit den Kindern z. B. einen sogenannten »Traumfänger«. Die Idee von einem Traumfänger stammt meines Wissens aus der indianischen Medizinlehre. Ein solches rituell gefertigtes »Netzwerk« soll den Schlafenden vor bösen Träumen schützen. Fertigen Sie mit dem Kind ein kleines Rad aus Ästen oder Reisig, mit einem Netz aus bunten Wollfäden, das Sie mit Federn, Perlen und schönen Dingen im Ringinnern schmücken, die Sie mit den Kindern zuvor in der Natur gesammelt oder aus der »Kramkiste« hervorgeholt haben. Der Traumfänger – der die schlechten Träume auffangen soll – kann das Kind z. B. von flashbackartigen Alpträumen befreien und hilft vielleicht auch dem kleinen Geschwisterkind, das manchmal böse Träume hat. Erstaunlicherweise helfen solche Dinge – sogar erwachsenen Menschen. Wir verstehen nicht immer, warum Dinge als »Medizin« wirken und helfen, aber das wissen wir in der organischen Schulmedizin oft auch nicht. (So wissen wir über die Wirkungsweise vieler Medikamente der üblichen Krebstherapie nicht Bescheid. Medikamentenwirkungen sind häufig »Zufallsentdeckungen«: Ein Arzt hat in der Not um den Patienten ein Präparat mit möglicher Wirkung eingesetzt, und es hilft. Die Wissenschaft versucht natürlich immer weiter, die Wirkmechanismen zu entschlüsseln, um mit diesem Wissen noch bessere Medikamente zu entwickeln. Aber erst einmal gilt bei so schweren Erkrankungen: Die Hauptsache ist, dass dem Patienten geholfen werden kann. Das gilt auch für schwer traumatisierte Kinder und Jugendliche. Wir stützen unsere Behandlungsmethoden manchesmal zunächst auf die mehr oder weniger zufällige Beobachtung, dass etwas sichtbaren Erfolg hat, um dann zu verstehen, warum dieses oder jenes wirksam ist.)
- Führen Sie mit allen Kindern, die vom Alter her dafür Offenheit mitbringen, Heilsrituale ein: Das geschwisterliche Gemeinschaftserleben ist besonders intensiv. Ein traumatisiertes Kind fühlt sich so in den innigen Beziehungen »auf-gehoben«, nach dem Motto: »Gemeinsam sind wir stärker«.
- Heilsrituale haben in der Menschheitsgeschichte schon immer geholfen. Hiermit können Sie Ihren Kindern auch selbst helfen – *ohne* das oder *vor* dem »Ritual« der Psychotherapie (auch die Psychotherapie kann man in Teilen als ein – professionelles – Ritual betrachten).
- Alle in diesem Kapitel bereits aufgeführten Maßnahmen aus den diversen »Schatzkästchen« können in der Geschwistergemeinschaft »für alle« eingeführt werden. Sie sind auch für Kinder hilfreich, bei denen nur »kleine« Verletzungen zu versorgen sind, die zum alltäglichen Leben dazugehören: Trauer um ein verlorengegangenes Kuscheltier, eine kleine Blessur am Bein usw.

- Machen Sie einem Geschwisterkind nie einen Vorwurf daraus, wenn er/sie sich nicht als Helfer zur Verfügung stellt. Meist gibt es »gute Gründe«, die mit inneren Hemmungen des Geschwisterkindes zu tun haben, die dem natürlichen Wunsch, dem leidenden Geschwisterkind zu helfen, zuwiderlaufen.
- Fragen Sie sich vielmehr, wie Sie diesem Geschwisterkind helfen können, *auch* hilfreich zu sein, ohne es zu bedrängen. Sein Sie extrem behutsam mit dieser Situation.
- Wenn gerade ein älteres Geschwisterkind sogar schädigend handelt, weist das auf seine eigene Not hin und entspricht eher einem Hilferuf. Dann braucht vielleicht auch dieses Kind (professionelle) Hilfe.
- Das Geschwisterkind kann in einer belasteten Familiensituation durch die Hilfe, die es der Schwester oder dem Bruder bringt, Selbstbewusstsein tanken. Weisen sie das Kind auf seine Bedeutung hin uns fördern Sie so diesen guten Nebeneffekt der belastenden Gesamtsituation.
- Fragen Sie das hilfreiche Geschwisterkind im Verlauf der Entwicklung immer wieder unter vier Augen, ob es durch die Situation und seine unterstützende Rolle für das traumatisierte Kind zu belastet ist und wie Sie ihm helfen können, ein »hilfreiches Geschwisterkind« zu sein.

Bei allen positiven Seiten, welche die Geschwisterbeziehung für das traumatisierte Kind hat, sind immer wieder auch die Schattenseiten zu bedenken: Alle – und vor allem Bruder oder Schwester des Opferkindes – sind durch das Wissen um die katastrophalen Erfahrungen des Opfers einem erheblichen Druck ausgesetzt. Seien Sie also zu jedem Zeitpunkt wachsam, und beobachten Sie die Beziehung der Geschwister untereinander aufmerksam, um für das Opferkind und seine Geschwister unglückliche Entwicklungen rechtzeitig zu erkennen und gegebenenfalls gegensteuern zu können. Wenn sich die Situation einmal kritisch entwickelt hat, kann sie sich auch wieder »zurückentwickeln«, wenn Sie den Kindern und Jugendlichen mögliche Wege aufzeigen und sie in ihrer Geschwisterlichkeit respektvoll und einfühlsam unterstützen.

## Wie Freunde und andere Kinder helfen und Erwachsene diese dabei unterstützen können

Freunde, die einander helfen, brauchen manchmal Unterstützung. Im Folgenden wird zusammenfassend das Wichtigste aufgeführt, was die Kinder an Unterstützung benötigen, wenn sie einander helfen wollen; die Punkte sind zum Teil mit denen identisch, die eben in Bezug auf Geschwisterkinder genannt wurden (nur dass »Geschwisterkind« durch »Freund« ersetzt wird), und werden deshalb hier verkürzt abgehandelt.

**Das können Sie tun, um als Erwachsener einem traumatisierten Kind und seinem Freund dabei zu helfen, das Trauma besser zu überwinden:**

- Achten Sie stets darauf, dass keines der befreundeten Kinder durch die Situation selbst überfordert wird. (Weiteres vgl. oben.)
- Die Ressourcen der Freundschaft müssen manchmal von den Erwachsenen zunächst erkannt, dann gewürdigt und gefördert werden.
- Bauen Sie den Kindern ein gemeinsames »Nest«: Viele traumatisierte Kinder suchen z. B. »Zuflucht« im Zuhause des Freundes. Würdigen Sie das »Zusammenrücken« ausdrücklich, belohnen Sie die Kinder gemeinsam mit einer schönen Gemeinschaftsaktion o. Ä. (Weiteres vgl. oben.)
- Lassen Sie Ihre Fantasie spielen, was die Kinder an Unterstützung brauchen, um im sicheren Hafen der vertrauten Freundschaft zu geben und zu nehmen.
- Machen Sie einem Freund nie einen Vorwurf daraus, wenn er/sie sich als Helfer nicht zur Verfügung stellt … (Weiteres vgl. oben.)
- Fragen Sie sich vielmehr, wie Sie diesem Freund helfen können, für das Opferkind da zu sein … (vgl. oben).
- Der Freund sollte für die Hilfe, die er dem Opferkind gibt, von den Erwachsenen Anerkennung erhalten. Soziales Engagement wird so frühzeitig vom Kind positiv besetzt. Es kann darüber auch Selbstbewusstsein tanken.
- Fragen Sie den hilfreichen Freund im Verlauf der Entwicklungen immer wieder unter vier Augen, ob er durch die Situation und seine unterstützende Rolle für das traumatisierte Kind zu stark belastet ist und wie Sie ihm helfen können, weiter ein »hilfreicher Freund« zu sein.

Sein Sie zu jedem Zeitpunkt wachsam und beobachten Sie das befreundete Kind aufmerksam, um unglückliche Entwicklungen rechtzeitig zu erkennen und ihnen gegebenenfalls gegensteuern zu können. Auch ein Freund oder eine Freundin Ihres Kindes kann Symptome entwickeln, die zwar selten einer Traumatisierung entsprechen werden, aber doch auch Ausdruck einer Überforderung sein können. Diese kann gerade dann drohen, wenn auch die Erwachsenen (die Eltern beider Kinder) untereinander ein enges Verhältnis haben und die psychische Belastung der Gesamtsituation auf allen lastet. Ob Sie als Eltern des befreundeten Kindes hilfreich sein können, ist davon abhängig, dass Sie noch Energiereserven haben; es hilft letztlich nicht, wenn Ihre »Akkus« vollkommen leer laufen, weil Sie und Ihr Kind der betroffenen Familie nur noch helfen und eigene Bedürfnisse – und die Ihres Kindes – angesichts der Not der anderen vernachlässigen. Sagen Sie gelegentlich auch einmal *nein* und bleiben so vielleicht länger und verlässlicher »am Ball«. Die Notwendigkeit der Selbstfürsorge gilt also auch für die anderen Beteiligten, die sich für das traumatisierte Kind und seine Familie engagieren.

## »Mein Kind in schwierigen Kreisen« – belastende Beziehungen zu Gleichaltrigen nach dem Trauma und ein möglicher Umgang damit

In Kapitel 2 (S. 85 ff.) wurden verschiedene schwierige Beziehungskonstellationen zu Gleichaltrigen beschrieben, die nach Traumatisierungen Ihres Kindes auftreten können. Es wurde bereits darauf hingewiesen, dass die Suche nach (schwierigen) anderen Kindern oft eine Art – nicht gelungener – Selbsthilfeversuch ist. Es sollen nun Möglichkeiten aufgezeigt werden, wie Sie mit diesen Beziehungen, die Ihr Kind nach dem Trauma eingegangen ist, umgehen können.

In der folgenden Zusammenfassung finden Sie wichtige Aspekte, die Sie als Eltern, Kindergärtnerin oder Lehrer beachten sollten, wenn sich ein Kind oder Jugendlicher zunehmend zu den eher »schwierigen« Gleichaltrigen gesellt hat.

**Folgende Aspekte sollten Sie beachten, wenn sich Ihr Kind oder Schüler zu einer »schwierigen« Gruppe gesellt:**

- Ziehen Sie nicht vorschnell den Schluss, dass der Umgang mit diesen Kindern »schlecht« für das Kind ist. Kinder tun sich mit schwierigen Gleichaltrigen selten zusammen, weil sie »verdorben« worden wären. Die Kinder haben sich vielmehr »gesucht und gefunden«.
- Fragen Sie sich zunächst, ob das Kind oder der Jugendliche einen Grund haben könnte, sich zu diesen »Trouble-Kids« zu gesellen.
- Würdigen Sie, dass das Kind oder der Jugendliche sich überhaupt auf Gleichaltrige einlässt, auch wenn es sich um schwierige »Außenseiter« handelt. Würdigen Sie auch die Unterstützung durch die anderen in der Gruppe, auf die das Kind direkt oder indirekt hinweist. Nicht selten hatte sich das Kind vor diesem Kontakt total sozial isoliert. Fragen Sie es, was es an den Menschen mag, was ihm vielleicht dabei hilft, in der extrem belasteten Situation besser klarzukommen. Kommen Sie nicht gleich im ersten Gespräch mit Kritik. Dann macht das Kind aller Wahrscheinlichkeit nach für die Zukunft »zu«.
- Versuchen Sie bei älteren Kinder und Jugendlichen zu erfahren, ob in den »neuen« Kreisen Alkohol und andere Drogen konsumiert werden. Ein mangelndes Vertrauensverhältnis oder ein vorwurfsvoller Ton wird eher dazu führen, dass sich der Jugendliche weiter verschließt und Sie so keinen Zugang zu wichtigen Themen erhalten. Wenn sich ein Verdacht bestätigt, dann sollten Sie dem Jugendlichen wiederum keinen Vorwurf daraus machen, sondern versuchen, im gemeinsamen Gespräch einen Zusammenhang zu seiner Trauma-Symptomatik herzustellen.
- Wenn ein traumatisiertes Kind oder Jugendlicher Drogen konsumiert, dann benötigen Sie professionelle Unterstützung, wenn Sie ihm helfen wollen. Bieten Sie dem jungen Menschen dann an, ihn zu einer Facheinrichtung zu begleiten, die sowohl das Drogenproblem behandeln kann als auch kompetent im Umgang mit Trauma-Folgestörungen ist. Vermeiden Sie eine »Brandmarkung« des Jugendlichen in dem Sinne, dass er »so weit gesunken« sei, aber idealisieren Sie diese Entwicklung auch nicht. Stellen Sie sie vielmehr in einen Zusammenhang mit den traumatischen Erfahrungen.
- Machen Sie einem Jugendlichen immer klar, dass letztlich nur er selbst wirklich eine Veränderung bewirken kann und selbst aktiv werden muss: Er/sie muss Hilfe wollen und sie auch annehmen. Versuchen Sie klar, mögliche Folgen aufzuzeigen, die sich ergeben würden, wenn der Jugendliche keine Hilfe in Anspruch nimmt. Bieten Sie an, ihn/sie zu begleiten und bei Bedarf Ansprechpartner zu sein.

- Wenn sich das Kind oder der Jugendliche sichtlich (wieder) aus solchen Beziehungen herauslösen will – das kann sich zunächst durch eine neuerliche Krise andeuten –, dann bieten Sie behutsam Ihre Unterstützung an. Bei kleineren Kindern können Sie versuchen, vorsichtig Kontakte zu Gleichaltrigen, die ausgeglichener und freundlich wirken, zustande zu bringen. Über die Eltern können z. B. Verabredungen geplant werden. Sprechen Sie Ihrem Kind Mut zu, wieder neue Kinder »an sich herankommen« zu lassen.
- Sie können die Ängste ansprechen, die Ihr Kind möglicherweise bisher nicht bewusst wahrgenommen hat – wenn die Bedeutung der altbekannten Leute aus der Clique schwindet und das Kind oder der Jugendliche sich innerlich neu orientiert. Diese Neuorientierung kann dann beginnen, wenn die Traumatisierung und ihre psychischen Folgen zunehmend (z. B. auch im Rahmen einer Psychotherapie) überwunden werden. Dann kann kurzzeitig eine tragende Beziehung zu vertrauenswürdigen Erwachsenen und Eltern und deren Nähe den »Übergang« zu einem neuen Freundeskreis fördern.

Einmal im vermeintlich »sicheren Hafen« der Gruppe mit schwierigen Peers gelandet, sind wieder erhebliche Anstrengungen nötig, um sich von einer solchen Gruppe zu trennen. Es entstehen Ängste, das Sicherheitsgefühl durch die Gruppe droht verlorenzugehen, ohne dass das Kind schon weiß, ob die neuen Beziehungen halten. Die Neuorientierung führt mitunter auch zu schmerzlichem Abschiednehmen von Freundschaften, die sich entwickelt haben und nun möglicherweise nicht mehr »passen«. Rigide Verhaltensregeln und dogmatische Auffassungen der Clique werden dem Jugendlichen, der sich weiterentwickelt hat, nun als Begrenzung und Hindernis bei der weiteren Entfaltung des persönlichen Weges erscheinen. Dann sollten Sie da sein, Hoffnung und Mut machen und Ihre eigene Lebenserfahrung – ausnahmsweise einmal – behutsam einbringen, vielleicht von Zeiten erzählen, in denen Sie nicht weiterwussten und sich dann doch ein Lösungsweg ergeben hat und Sie nach Trennungen neue Menschen kennengelernt haben, die Ihnen persönlich sogar noch mehr gegeben haben als die, von denen Sie Abschied genommen haben.

Oft helfen Sie in diesen Zeiten auch ohne viel Worte: Die Unterstützung kann gerade gegenüber Jugendlichen in Gesten der Zuneigung und des Mitgefühls ihren Ausdruck finden: ein Lächeln mehr am Frühstückstisch, eine vorsichtige Berührung, wenn Sie spüren, dass der Jugendliche mit sich am Kämpfen ist – ein bisschen einfühlsames elterliches »Verwöhnprogramm«. Und seien Sie auch in dieser Phase »belastbar«, was den Umgang mit den »Rückmeldungen« des Kindes oder Jugendlichen angeht: Auch jetzt kann es zu Gefühlsausbrüchen kommen, die sich gegen Sie richten. Stellen Sie klar, dass Sie die Verantwortung für den »Stress«, den das Kind gerade erlebt, nicht bei sich, sondern eher woanders sehen, dass Sie aber Verständnis für die Anspannung haben, die das Kind ausstrahlt. Vielleicht ergibt sich auch nach einem »Ausbruch« eine erste Chance, ins Gespräch zu kommen.

## Das Schatzkästchen öffnen – Ressourcen wecken

Es gibt Kinder und Jugendliche, die äußerst widerstandsfähig gegen Beeinträchtigungen von außen (wie Gewalt, Vernachlässigung etc.) sind. Sie erkranken seltener an Trauma-Folgestörungen. Die Forschung beschäftigt sich seit einigen Jahren intensiver mit diesem Phänomen, das als *Resilienz* beschrieben wird.

Was macht diese Kinder stark? Es wurden einige Faktoren wie sozialer Status, Intelligenz usw. gefunden. Suchen Sie auch in dem Kind, das Sie begleiten, nach resilienten Anteilen, die Sie fördern könnten. Suchen Sie nach Quellen der Kraft – den Ressourcen des Kindes. So wie jeder lebendige Organismus Schwachstellen aufweist, so verfügt er auch über Stärken. Die sollten Sie mit dem Kind gemeinsam bei ihm ausfindig machen und entwickeln. Der folgende Abschnitt will Ihnen dafür Anregungen an die Hand geben.

### Begleiter auf einer langen Reise – die heilende Wirkung der Vorstellungskraft

Der wunderbare Film »Das Leben ist schön« von Roberto Benigni handelt von einem Vater, der seinen kleinen Sohn im Konzentrationslager glauben macht, dies alles sei nur ein Spiel; in der *Vorstellungskraft des Kindes* kann das Geschehen sich dann in eine Spielszene mit Guten und Bösen verwandeln, wodurch der Situation in den Augen des Kindes viel Schrecken genommen wird. Auch wenn der Film natürlich poetisch überhöht – er zeigt gleichzeitig eindrücklich, wie sich die Welt total verändert, wenn wir sie mit Kinderaugen sehen können. Mit keinem Erwachsenen hätte der spielbegabte Vater diese schützende »Inszenierung« im Angesicht des offenkundigen Grauens durchhalten können.

Kinder sind zum einen besonders leicht seelisch verletzbar, zum anderen verfügen sie über die Macht der Fantasie; diese aber kann eine Distanz zu dem schaffen, was bei einer PTBS besonders schwer zu ertragen ist: Die am meisten quälenden Symptome einer Posttraumatischen Belastungsstörung sind für die meisten Menschen – Kinder wie Erwachsene – die überwältigenden Erinnerungen: die Flashbacks. Das Gehirn gaukelt dann, wie oben beschrieben, dem Bewusstsein vor, die Erlebnisse aus der Vergangenheit fänden gerade hier und jetzt noch einmal statt – und zwar mit aller Wucht und Grausamkeit und den ohnmächtigen Vernichtungsgefühlen. Dieser Verwechslung des Hier und Jetzt mit dem Vergangenen muss der Verstand immer wieder die sichere Realität entgegenstellen. Die verletzten inneren Anteile der Psyche brauchen Pflege und Zuwendung – dann kann die Seele wieder Ruhe finden.

Die Heilung eines Traumas ist vor allem eine Leistung der Vorstellungskraft und natürlich der guten neuen Erfahrungen in der Realität. So wie im Film von Benigni die Vorstellung eines Spiels vor dem wirklichen Grauen bewahrt, so muss bei einer psychischen Traumatisierung die Vorstellungskraft das Grauen der vergangenen, irrealen Erinnerungen quasi »vertilgen«. Die Fantasie schafft die nötige Distanz zu den Erinnerungen, die sich mit großer Wucht aufdrängen. Das Abstandgewinnen will geübt werden: Das »Notfallprogramm« nach dem Trauma, das die Gedanken zu regieren versucht, lässt sich nur langsam und schwer »überzeugen«. Die guten Gedanken müssen sich im Gehirn quasi wieder »Raum« erkämpfen. Dazu können auch einige einfache Übungen und Maßnahmen beitragen, die im Folgenden vorgestellt werden. Das »Notfallprogramm«, das einen Schrecken ohne Ende vorgaukelt, wird so in kleinen Schritten wieder zurückgefahren.

Neben den erklärenden Worten, die Sie für Ihr Kind vielleicht schon gefunden haben, wenn Sie das Buch bis hierher gelesen haben, sollen Sie sich jetzt mehr einer spielerischen Form der Bewältigung des Traumas Ihres Kindes zuwenden. Im Folgenden werden Ihnen einige Übungen und Techniken vorgestellt, die Sie direkt mit traumatisierten Kindern und Jugendlichen anwenden können. Sie dienen:

1. der Stabilisierung des psychischen Zustandes des Kindes;
2. der Distanzierung von Erinnerungen an das Trauma und damit zusammenhängenden Gedanken;
3. der »inneren Wundpflege« von Anteilen im Kind oder Jugendlichen, die durch die Ereignisse verletzt wurden.

Erklären Sie dem Kind, dass Sie ihm helfen wollen, den schlimmen Gedanken möglichst viele gute entgegenzustellen. Und das passiert natürlich im Kopf, da, wo auch die schlimmen Erinnerungen bisweilen wüten! Erklären Sie alle Übungen und lassen Sie das Kind entscheiden, welche es durchführen möchte.

Die *Baumübung* (Krüger/Reddemann 2007, S. 157) kann man ins Gespräch bringen, wenn Kinder oder Jugendliche sich darüber beklagen, zu wenig hiervon, zu wenig davon zu bekommen. »Mir geht gerade durch den Kopf, dass Pflanzen, z. B. Bäume, alles bekommen, was sie brauchen, ohne sich anzustrengen. Sie öffnen sich quasi der Nahrung, und im Allgemeinen bekommen sie von der Erde und von der Sonne genau die Nahrung, die sie brauchen. Kannst du mit diesem Gedanken etwas anfangen, hat der für dich irgendeine Bedeutung? ... Angenommen, du würdest mit einem Baum eins werden, wie wäre das, ›einfach so‹ Nahrung zu bekommen? ... Wenn du dich probeweise für eine Weile so verhalten würdest, als wärest du ein Baum, der sich nicht anstrengen muss, was würde das bedeuten? Wie würde sich das auf dich auswirken? ... «

Kinder ab dem Kindergartenalter und bis zum Grundschulalter lässt man einen Baum zeichnen, möglichst detailgenau, mit Buntstiften oder anderen Materialien, um die Kräfte der Konzentration zu unterstützen. Die Kinder kommen dann ins Erzählen. Bilder können überhaupt gut eingesetzt werden: Gute Bilder, die mit schönen Erinnerungen verknüpft sind und die man sichtbar aufhängt, regen das Kind auch zu Hause an, die positiven Gedanken zu wiederholen. Auch Jugendlichen können Sie vorschlagen, die inneren Bilder zu zeichnen.

Die Übung *Gepäck ablegen* (Krüger/Reddemann 2007, S. 158) kann ein Gespräch über Lasten, die Jugendliche mit sich schleppen, anregen. »Es kommt mir so vor, als würdest du ganz viel schweres Gepäck mit dir herumschleppen. Angenommen, du würdest dir vorstellen, dass du das einmal für eine Weile ablegst, wie würdest du dich dann fühlen? Könntest du dann spüren, dass du dich leichter fühlst? … « Bei älteren Jugendlichen kann man hinzufügen: »Wärest du dann vielleicht offener für Neues? … Und wenn du dich so für eine Weile leichter fühlen würdest, wäre es dir dann vielleicht möglich, dein Gepäck einmal zu sortieren und zu prüfen, was du davon noch brauchst und was nicht? … «

Mit kleinen Kindern können Sie eine schöne *Schatzkiste* basteln, in die jeden Tag ein Symbol, z. B. für schöne Erfahrungen ein bemalter Schnipsel Papier, hineingelegt wird. Solche Rituale können Sie gut am Abend einführen, bevor Sie eine *Gute-Nacht-Geschichte* vorlesen. Jugendlichen kann man empfehlen, ein *Tagebuch mit guten Erfahrungen* anzulegen. Da dürfen aber ausschließlich gute Dinge notiert werden, und dies können ganz kleine Dinge sein. An »schlechten Tagen« oder zwischendurch kann das Kind oder der Jugendliche dann auf diese »Schatzkisten« zurückgreifen. Solche Übungen am Abend durchzuführen ist auch deshalb sinnvoll, weil viele Traumaopfer wegen Grübeleien und Flashbacks spät abends und nachts unter Schlafstörungen leiden.

Regen Sie das Kind oder den Jugendlichen an, alle *guten Eigenschaften an sich* aufzuzählen und zu notieren. Dann laden Sie das Kind dazu ein, die *guten, tollen Erfahrungen* seines Lebens wie an einer *Perlenkette* aufzureihen und sich jedes Ereignis noch einmal genau anzuschauen.

Der oben bereits erwähnte *Traumfänger* – ein (Holz-)Rad mit allerhand Gewebe und Federn usw. – hilft gegen »böse Träume«, die oft zu Störungen beim Durchschlafen führen (s. S. 161 ff.). Einen solchen »Traumfänger« können Sie zusammen mit dem Kind basteln oder in einem (Afro-) Shop kaufen. Gegen Alpträume hilft es auch, wenn die Mama oder der Papa ein »Traumfanggerät« zeichnet, in dem die angsterzeugenden Dinge eingesperrt werden.

*Überschießende Gefühle:* Wut, Angst, Verzweiflung können in einen gedachten oder gemalten *Tresor* verbannt werden, bis das Kind oder der Jugendliche Zeit findet, sich diesen Gefühlen wieder zu zuwenden. Zu diesem Zweck können Sie auch anregen, dass sich das Kind oder der Jugendliche eine Art *Regler* im Kopf vorstellt. Die Angst kann da z. B. in der Stärke 0–10 angegeben sein. 0 heißt »keine Angst«, 10 heißt »maximale Angst«. Fragen Sie das Kind dann:

*Erw.:* Wo befindet sich deine Angst jetzt?
*Kind:* Bei 8.
*Erw.:* Gut. Auf welches Maß musst du den Regler jetzt runterregeln, damit du die Angst aushalten kannst?
*Kind:* Auf 5.
*Erw.:* Also, dann versuch das mal.

Auch können Sie das Kind oder den Jugendlichen anregen, sich die verletzte Seele als einen jüngeren Teil von sich vorzustellen, dem das Kind oder der Jugendliche von heute gute Gedanken schenkt: Liebe. Wärme. Aufmerksamkeit. Bei kleineren Kindern können es statt der Gedanken auch kleine Geschenke in der Fantasie sein, die dem Kind als besonders wertvoll erscheinen.

All diese Maßnahmen dienen einer Beruhigung des inneren Sturms nach der Trauma-Erfahrung. Nicht jede Übung wird von jedem Kind angenommen. Probieren Sie mit Ihrem Kind aus, was passt. Die Gedanken »spielen« zu lassen hat aber auf jeden Fall eine heilsame Wirkung. Fast alle erfolgreichen Traumatherapiekonzepte arbeiten mit diesen sogenannten Imaginationen.

## Zwei Seiten einer Medaille: Seelenpflege – Körperpflege

Die »Arbeit im Kopf« können Sie unterstützen, wenn Sie das Kind anregen, auch für den Körper Sorge zu tragen. Durch eine ausgewogene Ernährung unterstützen Sie eine gute »Energieversorgung« des Kindes oder Jugendlichen. Frisches Obst und Gemüse, möglichst wenig Fertiggerichte, geregelte und genussvolle Mahlzeiten können Sie gestalten. Essen zuzubereiten und zu verzehren kann ein genussvolles Gemeinschaftserlebnis sein. Lassen Sie sich und dem Kind in der Zeit nach dem Trauma Zeit beim Essen. Laden Sie das Kind dazu ein, einmal ganz bewusst alles zu kosten, was auf dem Teller liegt: Wer kann am besten beschreiben, wie die Karotte schmeckt? Achtsamkeit ist auch eine Form, *Distanz* zu üben. Es gibt dann einen Betrachter und ein betrachtetes Objekt.

Sorgen Sie dafür, dass das Kind ausreichend Bewegung hat. Dabei werden »im Spiel« Stresshormone abgebaut. Sie sollten dem Kind Bewegungs*spiele* anbieten. Sport im Verein ist auch gut, wenn das Kind oder der Jugendliche Lust auf die Sportart hat.

Den Körper des kleinen Kindes können Sie pflegen: Geben Sie dem Kind nach dem Bad eine kleine Massage mit einem guten Öl, das es sich selbst nach dessen Duft ausgesucht hat. Jugendliche können Sie anregen, sich selbst zu massieren. Auch können Sie den jungen Leuten anbieten, sich etwas Schönes zum Anziehen zu kaufen, um sich besonders wohl mit sich zu fühlen.

Es gibt noch viele andere Möglichkeiten, auch den Körper zu pflegen. Kommen Sie mit Ihrem Kind ins Gespräch und seien Sie erfinderisch!

## Beim Spiel und im kreativen Tun den Schmerz vergessen

Neben den Möglichkeiten, die Ihnen bis hierher vorgestellt wurden, ist es das kindliche Spiel, das eine enorme Kraft hat, auf die traumatisierte Seele des Kindes heilsam zu wirken. Hören Kinder auf zu spielen, dann ist das ein Ausdruck der größtmöglichen Verwüstung der Seele. Regen Sie bei dem traumatisierten Kind das Spiel und kreatives Handeln an, wann immer Sie dazu Gelegenheit haben! Das Spielen schafft – bei Kindern wie Erwachsenen – einen Raum zwischen der Realität und dem Innenraum der Seele. So wie auch zwischen traumatischen Erinnerungen und der ersehnten heilen Welt.

Die »Zutaten« zum Spiel müssen nicht aufwendig sein, die kindliche Fantasie erschafft sich ihre Welten mit den einfachsten Dingen. Steine, Hölzchen, Blumen werden zu Trollen, Schiffen im Ozean oder guten Feen. Und den Raum, den das Spiel im Kopf einnimmt, kann die traumatische Erinnerung in diesem Moment nicht besetzen!

Im Spiel mit Ihrem Kind können Sie über den Bereich der Symbole heilsame Momente einbringen. Das Kind, das noch einen Rest Hoffnung und den Kern der guten Erfahrung und des Vertrauens in die Welt in sich trägt, wird selbst das Spiel oder das kreative Gestalten im Malen, Basteln usw. nutzen, um Heilung für die Seele herzustellen. Da wird die Lieblingspuppe mit Heftpflastern – quasi stellvertretend für die kindliche Seele – versorgt, der Glücksdrachen bringt dem verlorenen Ritter Schokolade und tolle Geschenke. Seien Sie der Puppenärztin ein guter Assistent und helfen Sie dem Glücksdrachen, gute Dinge für den armen Ritter zu finden. Wenn Ihnen das Spielen selbst nicht so liegen sollte, dann vermitteln Sie Ihrem Kind Kontakte zu anderen, möglichst spielfreudigen Kindern, von denen das traumatisierte Kind sich zum Spielen »anstecken« lassen kann – damit dem Grauen neue, lebendige innere Welten entgegengesetzt werden können!

## Wann braucht das Kind professionelle Hilfe?

Wenn die Seele schwer beschädigt wurde, ist im Anschluss an das Geschehen oft professionelle Hilfe für das Kind oder den Jugendlichen sowie eine Beratung des sozialen Umfeldes nötig. Das Ziel einer Therapie ist es, das Grauen zeitlich einzugrenzen – es »end-lich« zu machen: Bei einem Kind, dessen Gehirn andauernd im »Notfallprogramm« arbeitet, ist das, was man eine *Integration* des Traumas nennt, schwer möglich; die zeitliche Einordnung des Traumas – mit einem Anfang und einem Ende der Ereignisse – ist behindert. Die traumatische Erfahrung »hört nie auf«: Die Flashbacks »gaukeln« dem Bewusstsein immer wieder vor, dass die Gefahr »hier und jetzt« weiterbesteht, auch wenn der »Verstand weiß«, dass das Bewusstsein hier irrt. Das hilft nicht. Ist der Seelenschmerz dauerhaft zu groß, ist eine Behandlung nötig. Diese ist dann erfolgreich, wenn der Mensch sich der traumatischen Erinnerung zuwenden und sich auch wieder abwenden kann und nicht von Erinnerungen gleichsam aufgesogen und nahezu vernichtet wird.

Im Folgenden soll Ihnen aufgezeigt werden, wann z. B. das Kind oder der Jugendliche nach einer traumatischen Erfahrung professionelle Hilfe benötigt:

**Was sind Hinweise dafür, dass ein Kind oder Jugendlicher professionelle Hilfe benötigt?**

- Das Ereignis, welchem das Kind oder der Jugendliche ausgesetzt war, ist im Verständnis der meisten Menschen von extrem katastrophalem Ausmaß.
- Das Kind oder der Jugendliche zeigt suizidale bzw. Selbstmordtendenzen.
- Es zeigen sich Auffälligkeiten, die das Alltagsleben des Kindes oder Jugendlichen (nachhaltig) beeinträchtigen.
- Einer der Elternteile ist selbst extrem durch die Situation beeinträchtigt oder traumatisiert, und die Not kann nicht von einem erwachsenen Familienmitglied aufgefangen werden.
- Mehrere Kinder der Familie sind traumatisiert worden.

- Die Lebensbedingungen der Familie sind durch verschiedene Faktoren wie Arbeitslosigkeit, Armut, körperliche Krankheiten oder Behinderungen usw. schon vor dem Ereignis erheblich beeinträchtigt.
- Der Jugendliche wünscht selbst eine Behandlung.

Sind Sie unsicher, ist zumindest eine fachliche Beratung immer zu empfehlen. Manchmal reichen, bei weniger gravierenden traumatischen Situationen, auch einige wenige Behandlungsstunden für Kind und Familie aus. Achten Sie bei der Beratung darauf, dass die Profis sich nach Möglichkeit durch ein Fachwissen im Bereich der Psychotraumatologie für Kinder und Jugendliche auszeichnen!

Sind die Erfahrungen, die das Kind oder der Jugendliche nach einer Traumatisierung macht, tendenziell positiv, können sich aus der Extremerfahrung auch eine positive Lebenshaltung sowie eine positiv veränderte Lebensführung entwickeln. Wir können dann auch von einer Transformation sprechen. In der Traumapsychologie ist auch von »posttraumatic growth« – dem menschlichen Wachstum nach extrem belastenden Erfahrungen – die Rede.

Natürlich kann und darf eine Traumatisierung nicht idealisiert werden. Die meisten traumatisierten Menschen und insbesondere Kinder gehen durch eine äußerst tragische Lebenssituation hindurch – was oftmals mit Langzeitschäden für die emotionale, intellektuelle, soziale und körperliche Entwicklung verbunden ist. Die Wahrscheinlichkeit, dass ein Teufelskreis des Scheiterns entsteht – vor allem, da oftmals Hilfe ausbleibt –, ist größer als die, dass es eine glückliche Verwandlung der traumatischen Erfahrungen gibt. Durch Ihre Hilfe können Sie aber beträchtlich dazu beitragen, dass es zumindest in einigen Teilen eine gute Entwicklung gibt.

## Überblick über weiterführende Behandlungsmöglichkeiten

Sollte eine weitere Behandlung nötig werden, gibt es einige gängige Verfahren, die im deutschsprachigen Raum Anwendung finden. Die meisten Verfahren sind für Erwachsene konzipiert worden und wurden an die Verhältnisse für Kinder und Jugendliche angepasst. Eine konsequente Einbeziehung des sozialen Umfeldes und der Familie wird meist in der ursprünglichen Konzeption nicht berücksichtigt.

Auch wird der Mensch kaum als »Wesen« in Entwicklung betrachtet. Das ist aber für Kinder und Jugendliche unbedingt erforderlich, wie auch den Ausführungen dieses Buches zu entnehmen ist. Zudem sind die meisten Verfahren nur für die Behandlung einer Akuttraumatisierung entwickelt worden.

Alle Verfahren unterscheiden drei Phasen der Behandlung:

1. Stabilisierung und Distanzierungsphase;
2. Konfrontation mit dem traumatischen Geschehen, wenn der Patient stabil genug dafür ist und sich ausreichend Distanzierungstechniken angeeignet hat;
3. Integration der traumatischen Erfahrung in das Lebenspanorama, mit einem Anfang und einem Ende der traumatischen Erfahrung. Die letzte Phase findet vornehmlich außerhalb der Therapie statt – für sie ist manches Mal ein ganzes Leben erforderlich.

Für Kinder oder Jugendliche liegen z. B. Erfahrungen in folgenden anerkannten Erwachsenenverfahren vor:

*Psychodynamisch Imaginative Traumatherapie – PITT* (Reddemann 2007): Dieses Verfahren arbeitet schwerpunktmäßig mit Imaginationen und dem sogenannten Ego-State-Modell. Verletzte, jüngere innere Ich-Anteile werden in der Therapie mittels imaginativer Techniken versorgt. Eine Konfrontation erfolgt mittels beobachtender Techniken, wobei der Patient zu jedem Zeitpunkt Kontrolle über die Situation hat. Das Verfahren eignet sich sowohl für die Akutbehandlung als insbesondere auch für die Behandlung chronischer, wiederholter Traumatisierungen. Das Verfahren wurde für Kinder und Jugendliche angepasst und wird nun *Psychodynamisch Imaginative Traumatherapie für Kinder – PITT-KID* genannt (Krüger & Reddemann 2007).

*Eye Movement Disensitization and Reprocessing – EMDR* (Shapiro 1989): Für dieses Verfahren ist eine besondere Konfrontationstechnik kennzeichnend, bei der rhythmische Augen- oder Klopfbewegungen während der sogenannten *Exposition* dazu führen sollen, dass nicht integrierte Erinnerungsfragmente zusammengeführt, d. h. integriert werden. Dieses Verfahren wird weltweit am meisten angewandt. Für Kinder gibt es ein adaptiertes Verfahren für Akuttraumata (Tinker & Wilson 2000). Für die Behandlung von chronisch traumatisierten Kindern liegt bisher meines Wissens kein Manual vor.

*Dialektisch-behaviorale Therapie – DBT* (Linehan 1996): Dieser Therapieansatz verbindet verhaltenstherapeutische und psychodynamische Ansätze der Behandlung von akut und chronisch traumatisierten Patienten. Das Verfahren ist auch für Jugendliche adaptiert worden, nicht jedoch für Kinder.

Zusätzlich zu den geschilderten einzeltherapeutischen Verfahren kann es notwendig sein, traumazentrierte familientherapeutische Verfahren anzuwenden. Kinder sind immer im Zusammenhang mit ihrem sozialen Umfeld zu verstehen, das unter Umständen professionelle Unterstützung braucht.

# Ausblicke: Psychotrauma und Gesellschaft

## Die Rolle der Medien

Den Medien kommt zum einen die Rolle zu, in Zukunft noch mehr Allgemeinwissen über psychische Traumatisierungen im Kindes- und Jugendalter zu verbreiten. Zum anderen hat sich gezeigt, dass es Darstellungsweisen gibt, die immer wieder Horrorbilder menschlichen Elends verbreiten und so im globalen und lokalen Umfeld Kinder und Jugendliche durch überwältigende Nachrichten in Bild und Ton belasten. Es gibt konkrete Beispiele dafür, dass Kinder, z. B. nach Gewalttaten im sozialen Umfeld, am nächsten Tag Bilder vom grauenhaften Geschehen in den Medien gesehen und daraufhin Krankheitszeichen entwickelt haben. Andere Kinder erfahren über die Medien z. B. von den Hintergründen ihrer ihnen bisher unbekannten traumatischen Familiengeschichte.

Es ist ein Auftrag an die aufgeklärte Mediengesellschaft, Kinder und Jugendliche in Zukunft vor Horrorbildern zu schützen und dennoch eine informative Arbeit zu leisten.

## Die Verantwortung von (Gesundheits-)Politik und Gesellschaft

Kindern, vor allem nach einer akuten schweren seelischen Verletzung, wurde bisher wenig Aufmerksamkeit geschenkt. Erst wenn sie dann Symptome entwickeln und versuchen, ihre innere Not mit verzweifelten Lösungsversuchen sichtbar (und damit meist für Erwachsene störend) zum Ausdruck zu bringen und so zu lindern – indem sie Druck ablassen –, wenden wir uns ihnen zu. Vorher schauen wir allzu oft weg. Ich möchte weiter unten dem Phänomen nachgehen, da es so schwer zu verstehen ist, warum unmittelbaren kindlichen seelischen Schwerstverletzungen bisher in einer humanen Gesellschaft so wenig Beachtung geschenkt wurde. Dabei wissen wir seit der Erforschung der Folgen des Vietnamkriegs bei Erwachsenen vor über 20 Jahren von der Existenz der Posttraumatischen Belastungsstörung und anderen Störungen nach Extremstress.

Zunächst die einfache Frage: Warum werden so viele Kinder Opfer von Gewalt innerhalb und außerhalb von Familien? Solche Gewalt ist *die* Ursache von psychischer Traumatisierung: in weit mehr als der Hälfte aller Fälle der Traumatisierung von Kindern und Jugendlichen – und dass, obwohl wir in der westlichen Welt alle in einer demokratischen, humanen Gesellschaft leben (wollen).

Wenn die Psyche keine Heilung erfahren durfte, behält ein Mensch nach einer Traumatisierung im inneren Kern seines Selbst die Zeichen seiner Verletzung. Diese Teile brechen bei misshandelten Kindern z. B. wieder durch, wenn sie als Erwachsene in erschreckend großer Zahl selbst zu Tätern – auch an Kindern – werden, was Studien belegen. Man könnte diese inneren Anteile, die noch verwundet sind, als »innere Kinder« im Erwachsenen bezeichnen, die auch Jahrzehnte nach dem traumatischen Verlust noch verzweifelt, ohnmächtig, wütend oder traurig sind, wie das bedrohte Kind »denken« und den Erwachsenen zum Handeln »in kindlicher Manier« drängen: Wenn sich der Erwachsene z. B. als von seinem eigenen einjährigen Kind »bedroht« erlebt und paradoxerweise zuschlägt, als ginge es um sein Überleben. Interviews mit und Untersuchungen von Eltern, die kleine Kinder misshandeln, erbringen solche Erkenntnisse, wobei die Geständnisse von Seiten der Eltern natürlich mit Beschämung geäußert werden. Aber so kann, im besten Falle, die Heilung des »verletzten Kindes im Manne« einen Anfang nehmen und die Spirale der Gewalt ein Ende finden, die sonst vielleicht über Generationen weitergegeben wird.

Die (Gesundheits-)Politik hat hier die Aufgabe, die Gesellschaft auf die genannten Zusammenhänge hinzuweisen und Aufklärungsarbeit zu leisten. Menschen, die willens sind, ihre eigene Gewalttätigkeit zu überwinden, sollten in ausreichendem Maße geeignete psychotherapeutische Behandlungsmöglichkeiten angeboten werden.

Eine weitere Frage stellt sich, wenn man sieht, dass Kinder in akuter Seelennot so wenig Beachtung und Hilfe erfahren haben. Warum hat es so lange gedauert, bis sich die Erwachsenen Gedanken über die Folgen von Traumatisierungen bei Kindern gemacht haben? Die Missachtung des frühen Leids nach einer Katastrophe hat sogar dazu geführt, dass kindlichen Opfern die Schuld an den Folgen (chronischer) Traumatisierungen – wie hypermotorisches Verhalten oder Aggressivität – gegeben wird: Wenn nämlich so aus Opfern Täter werden, hat das Kind womöglich einen »schwierigen Charakter« oder »kommt nach dem

Vater, der ist auch so brutal«. Im Hinblick auf die Erkenntnisse, die dieses Buch vermitteln will, sind solche Vorstellungen der blanke Zynismus. Warum waren wir bisher geneigt wegzuschauen: Wissenschaftler, Therapeuten und Ärzte und erwachsene Mitmenschen?

Ursache dafür sind wohl nicht nur die akute Ohnmacht angesichts der kindlichen Katastrophe und das Unwissen über den inneren Zustand des Kindes nach einer Katastrophe: Jeder war einmal ein Kind und könnte versuchen, sich in die Lage des Kindes, das traumatisiert wird, einzufühlen – wir lassen es lieber, sind mit uns selbst beschäftigt, haben von psychischen Zusammenhängen »keine Ahnung«. Auch die Therapie-Profis haben bisher nur begrenzt und vereinzelt begonnen, sich akut traumatisierten Kindern zuzuwenden. Das ist angesichts der offenkundigen psychischen Not der Kinder besonders schwer verständlich.

Gerade in Deutschland und Europa sind viele *»innere Kinder« in den Erwachsenen von heute* – Eltern und Großeltern – nach den Schrecken zweier Weltkriege noch immer unversorgt, kaum jemand von den Überlebenden hatte die Ressourcen, hatte nach den erschöpfenden Ereignissen die Kraft, die eigenen Traumatisierungen in Ruhe zu verarbeiten, geschweige denn, sich dem stummen Leid der Kriegskinder zuzuwenden. Vermisstenmeldungen, Nächte des Bombenhagels, infernalische Feuersbrünste, der tägliche Anblick des Todes, die Zerstörung der Städte mit dem Verlust der Wohnungen für die Zivilbevölkerung, die Schrecken des Krieges an der Front, zuletzt Schuld und Überlebensschuldgefühle: all diese katastrophalen äußeren und inneren Welten prägten und prägen Generationen – und mit ihnen Kinder und Kindeskinder, wenn das Leid, im (kollektiven) Unbewussten einer Gesellschaft abgekapselt, seine Wirkung zeigt.

Gewaltverherrlichende Erziehungsideologien bedeuten per se, dass der Blick nicht auf das Leid der Kinder gerichtet wird. Zärtlichkeit, Respekt, herzliche Wärme haben viele Eltern und Großeltern der Kinder, die in unserer Umgebung leben, vor allem von ihren Vätern nie bekommen. Väter sind es auch, die die Kriege dieser Welt maßgeblich zu verantworten haben. Wieder sind es da vielleicht die Schuldgefühle, die generell den Blick auf das traumatisierte Kind verstellen.

Der Krieg hat die Menschen schon immer entmenschlicht, ihnen den Blick auf die Schönheit des Lebens verstellt und den Respekt vor ihm verhindert. Das Kind ist Sinnbild unser aller Lebendigkeit, und es ist gleichzeitig immer am häufigsten Opfer.

Dass Fachleute wegsehen – was am wenigsten nachzuvollziehen

ist –, zeigte sich auch bei den Therapeuten und Ärzten der Nachkriegsjahre, als die überwältigenden seelischen Realtraumatisierungen in therapeutischen Beziehungen, und zwar gemeinsam von Patient *und* Therapeut, aus der Überforderung heraus verleugnet wurden. Das Wegschauen wird verständlich, wenn wir wissen, dass die meisten Therapieformen in das Leid gleichsam »hineinbohren« – Defizite genau von allen Seiten beleuchten wollen, um so »das Problem« zu lösen. Aber ein solches Verfahren verträgt die traumatisierte Seele nicht: Flashbacks oder andere Extremsymptome drohen, wenn wir uns dem »Problem« der traumatischen Erfahrung ohne Vorbereitung annähern wollen.

In unserem Umgang mit dem realen Kind von heute zeigt sich vielleicht unser Umgang mit dem eigenen »inneren Kind«, im Sinne einer kollektiven »depressiven Position« in der Gesellschaft nach den vielen Kriegskatastrophen. Sind das innere wie das äußere Kind der Zuwendung »nicht wert«? Unsere Gesellschaft ist womöglich aus verschiedenen Gründen kinderfeindlich. Einer der zentralen Aspekte der Traumatherapie ist die Beschäftigung mit der *fast immer* auftauchenden Schuldfrage nach einer traumatischen Erfahrung. Die für alle Generationen ungeklärte, höchst irrationale, meist unbewusste, aber dennoch gegenwärtige Frage, die das »ewige innere Kind« angesichts der existenziellen Bedrohung im Krieg stellt – »Was ist mein Fehler, dass mir dies Grauen passiert?« –, prägt möglicherweise auch unseren Umgang mit dem Leid traumatisierter Kinder im Hier und Jetzt, mit denen wir im Grunde unseres Herzens doch identifiziert sind. Wir können nicht hinsehen, *verachten* – unbewusst identifiziert – die eigene erlebte Hilflosigkeit angesichts des *eigenen* ungeheilten Leides oder des Grauens, das die Generation der Eltern erlebt hat. Und wir *missachten* möglicherweise zuletzt reflexartig die Schwäche der Kinder, deren Leid wir bis heute vielfach nicht gesehen haben.

Wichtig scheint es weiterhin, auf die Tatsache hinzuweisen, dass gerade kleine Kinder ihr Leben zuerst im »Mikrosystem Familie« entwickeln und in einem ständigen Wechselspiel mit ihrem Umfeld Wahrnehmungen, Gefühle, Verhalten, Haltungen entwickeln. Die wissenschaftlichen Erkenntnisse über die Weitergabe von Traumatisierungen über Generationengrenzen hinweg – auch wenn das Kind von seinen Eltern nicht *direkt* traumatisiert wird – haben uns gelehrt, dass Leid unbewusst von Eltern auf Kinder »übertragen« wird. »Traumageister«, beherrschen also Familien und halten die ungelöste Angst von damals – z. B. in der in einer Familie vorherrschenden Atmosphäre, in der sich Dinge verbergen, die nicht ausgesprochen werden – am Leben; Eltern und Großeltern sind nicht von ihrem Leid befreit, konnten es bis heute nicht akzeptieren und verharren in angstvoller Haltung, zum Schaden der nachfolgenden Generationen, die das tabuisierte Leid, die Angst, das Schweigegebot verinnerlicht haben und es nun wiederum unbewusst ihren Kindern weitervermitteln.

Man kann das Verhalten gegenüber akut traumatisierten Kindern von heute von diesen Voraussetzungen aus sehen, Zusammenhänge, die vor allem für die Profis von Belang sind, die aber auch Teil des allgemeinen Wissens sein sollten: Nur wenn ein Mitglied der Familie beginnt, das Leid aller Familienmitglieder im Zusammenhang zu erkennen, kann es den Mut aufbringen, diese Dinge vielleicht zur Sprache zu bringen und den »Panzer der Angst«, der sich um manche Familien gelegt hat, aufzubrechen und möglicherweise professionelle Hilfe in Anspruch zu nehmen: für sich selbst oder die ganze Familie. Und es lohnt sich doch: Das Grauen ist vorbei und ist nur noch ein Gespenst der Vergangenheit.

Die Erkenntnisse der Neuropsychobiologie, Stressforschung sowie von Langzeitkatamnesen legen nahe, dass die Traumatisierung eines Kindes nicht nur die Psyche belastet, sondern auch körperlich krank macht: Herzerkrankungen, Krebs, Suchtmittelprobleme im mittleren Lebensalter – es besteht zumindest ein statistischer Zusammenhang zu traumatischen kindlichen Erfahrungen (Felitti et al. 1998).

Die Zeit in Deutschland scheint reif, neben dem unermesslichen Leid, welches die deutsche Bevölkerung über zahllose Menschen im eigenen Volk sowie andere Menschen gebracht hat, auch das Leid der Kriegskinder im Tätervolk zu betrachten, die nun ihrerseits meist Eltern oder Großeltern der Kinder geworden sind, mit denen Sie zu tun bekommen: Ihre eigenen oder die, die Ihnen anvertraut wurden – als Kindergärtnerin oder Lehrer.

## Trauma und kirchliche Seelsorge

Die Fragen, die mit den Themen *traumatische Verluste, Kränkungen, Trennungen* und *Tod* zu tun haben, haben für viele Menschen, die betroffen sind oder viel mit schwer traumatisierten Menschen arbeiten, eine religiöse und spirituelle Dimension. Eine religiös motivierte Hilfe kann unter Umständen auch einem (akut) traumatisierten (jungen) Menschen besondere Stütze und Trost bedeuten. Religion und Glauben werden aber bei den meisten Kindern und Jugendlichen erst ab dem späten Grundschulalter eine größere Bedeutung bei der bewussten Auseinandersetzung mit den genannten Themen erlangen. Ab diesem Alter, oder später, bedarf die Einführung von religiösen Themen am Einsatzort, wo Polizei und Rettungswesen arbeiten, aber einiger grundsätzlicher Überlegungen.

Die konfessionelle (Notfall-)Seelsorge ist neben den professionellen Notfallpsychologen und den Laienhelfergruppen, z. B. dem Kriseninterventionsteam des Deutschen Roten Kreuzes (KIT), ein wichtiger Teil der sogenannten akuten psychosozialen Unterstützung von Rettungswesen und Polizei am Einsatzort. Der unentgeltliche Einsatz der Seelsorger ist zunächst einmal zu begrüßen. Ohne die vielen Gruppen von Laienhelfern – auch der konfessionellen Seelsorge – wäre die akute, dringend notwendige psychosoziale Unterstützung nicht zu leisten; die Möglichkeiten von Polizei, Rettungswesen und Feuerwehr reichen dazu nicht aus. Auch erleben einige religiös gebundene (junge) Menschen neben der notfallpsychologischen ersten Hilfe eine besondere Unterstützung durch die konfessionelle Seelsorge. Über den gemeinsamen Glauben mit dem Helfer am Schreckensort – oder kurze Zeit nach den Ereignissen – entsteht für Kinder und manche Jugendliche eine (unausgesprochene) Verbindung zu »ihrem Gott«. Kleinere Kinder, die gute Erfahrungen mit Kirche und Religion gemacht haben, können sich naiv mit den Glaubensvorstellungen eines Seelsorgers identifizieren und so unmittelbar von religiös geprägten Vorstellungen profitieren. Jugendliche empfinden zum Teil heftige religiöse Gefühle, die hilfreich sein können, um gegen die Belastungen durch eine Traumatisierung zu bestehen.

Bei der Beantwortung einiger Fragen hat ein theologisch ausgebildeter Helfer, der Kinder und Jugendliche gut kennt, unter Umständen mehr Routine: Ist nach dem Tod alles vorbei? Wie kann ich das Leid verstehen und damit umgehen? Wohin gehen wir, wenn das körperliche Leben beendet ist? Woher kommen wir? Gibt es ein Leben nach dem Tod?

Sind die Eltern durch die Ereignisse und die folgenden Erfahrungen in sich selbst bezüglich »letzter Fragen« unsicher geworden, ist ein unaufdringliches Gespräch mit einem Seelsorger manchmal hilfreich. Etwas mehr Sicherheit im Erleben der Eltern hilft mittelbar dem Kind: Fühlt sich der Erwachsene in seinem Glauben und in seiner Kirchengemeinde beispielsweise »gut aufgehoben«, dann kann sich dieses Sicherheitsgefühl auch positiv auf die Befindlichkeit des Kindes auswirken. »Der Glaube versetzt Berge«: Hilft der Seelsorger den Eltern, eine tröstliche Gottes- und Jenseitsvorstellung vom Leben nach dem Tod zu entwickeln, so kann gegebenenfalls auch das Kind oder der Jugendliche im Gespräch mit den Eltern davon profitieren. Der Seelsorger kann aus seiner Erfahrung heraus auch mit den Eltern sprachliche Wendungen bzw. Formulierungen entwickeln, die dem Kind und seinem religiösen Verständnis gerecht werden. Das setzt aber ein entwicklungspsychologisches Verständnis des Kindes oder Jugendlichen von Seiten des Seelsorgers voraus. Wenn Sie als Seelsorger wahrnehmen, dass das Kind eigene religiöse Vorstellungen entwickelt hat, die ihm helfen, unterstützen Sie es auf jeden Fall darin. Die Traumaforschung zeigt, dass Menschen mit einer religiösen Bindung tendenziell besser mit dem Trauma klarkommen.

Ein reflektierter, dem Alter des Kindes und Jugendlichen und den Voraussetzungen seiner Familie angemessener Umgang mit Glaubensfragen sollte also nicht grundsätzlich abgelehnt werden. Alle Religionen setzen sich intensiv mit dem Umgang mit menschlichem Leid auseinander und bieten Lösungen an, die unterschiedlichen Menschen – und auch Kindern und Jugendlichen – unterschiedlich hilfreich sein können. In Europa sind in der breit organisierten akuten Seelsorge bisher vor allem christliche Kirchen vertreten. Christliche Erwachsene berichten z. B. immer wieder von der heilsamen Wirkung eines vorgestellten Kontakts mit Heiligen und der Gottesmutter Maria. Muslimische und christliche Kinder berichten über Engelsbilder, die Schutz, Trost und Heilung bringen. Diese *Affirmationen* genannten Vorstellungen zu bilden entspricht zum Teil einem traumatherapeutischen Vorgehen: In der Traumatherapie werden die Patienten eingeladen, sich hilfreiche Vorstellungen zu machen, »Helferwesen« zu erfinden, die den traumatischen Schreckensbildern entgegenwirken sollen. Geistliche können Kindern und Jugendlichen dabei helfen, sich aus der langen Tradition der Religionen heilsam wirkende Geschichten auszusuchen, eine Unterstützung, die theologisch ungebildete Erwachsene nicht ohne weiteres anbieten können.

Aber es gibt auch Jugendliche, die beim Kontakt christlichen Seelsorgern »die Krise kriegen«, weil sie mit »Kirche« starre Konfessionen, Konservatismus, einen Mangel an Wahrhaftigkeit etc. in Verbindung bringen. Sie »halten einfach nichts von der Kirche« oder haben real schlechte Erfahrungen mit der Institution gemacht. Zudem kann durch die traumatische Erfahrung bei gläubigen und konfessionell gebundenen Kindern und Jugendlichen und ihren Eltern auch eine religiöse Sinnkrise herbeigeführt werden. »Wie kann ein Gott dieses Grauen zulassen, mir das antun?« – Fragen, die sich religiös gebundene und gläubige Menschen immer wieder angesichts von traumatisierenden Lebenserfahrungen stellen.

Durch die zuletzt genannten Gesichtspunkte kann sich ein Einsatz konfessioneller psychosozialer Ersthelfer schwierig gestalten. Dem Helfer, der primär möglicherweise gar keine Glaubensfragen mit dem Klienten erörtern *will*, steht der kirchliche Zusammenhang seines Einsatzes dann unter Umständen im Weg. Vorurteile und Ängste können dann eine hilfreiche Kontaktaufnahme erschweren. Der Kontakt mit einem Geistlichen oder anderen religiös motivierten Helfern, die sich bei den Opfern explizit als Vertreter der Kirchen vorstellen, kann so bedeuten, dass durch die konfessionelle Bindung des Helfers bedingte Fragen im Gespräch ein Übergewicht bekommen. Der verzweifelte Jugendliche am Einsatzort, der dort einen toten Freund zu beklagen hat, kann die Hilfe des konfessionellen Seelsorgers aufgrund verschiedener Vorbehalte – etwa weil er befürchtet, dass der Helfer alles nur von seiner religiösen Warte aus sieht – möglicherweise nicht annehmen, auch wenn der Helfer an den allgemeinen Handlungsrichtlinien der Notfallpsychologie orientiert arbeitet.

Wichtig ist, dass Kinder und Jugendliche früher nicht schlechte Erfahrungen mit Vertretern von Religionen und ihren religiös oder kirchlich geprägten Vorstellungen und Haltungen gemacht haben und keine Ängste damit verbinden. Dies kann aber der Fall sein, wenn das Kind oder der Jugendliche mit Glaubensdingen allzu strenge Vorstellungen von Strafe und Verfolgung verbindet. Wurden Kirche, Religion und Spiritualität von Erwachsenen (missbräuchlich) zur Manipulation oder zur allzu strengen (moralischen) Erziehung eingesetzt, dann verbreiten religiöse Themen für das Kind unter Umständen noch mehr Angst (als es schon aufgrund der Situation hat) und sind somit Stresserfahrungen. Dann kann das Heranziehen von religiösen Themen sogar schädlich sein. Sie sollten sich als Seelsorger also vor dem Kontakt mit dem Kind ein Bild von diesen Zusammenhängen machen und vorab erklären, was Sie anbieten können und wollen.

Es bleibt festzuhalten, dass – auch bei kritischer Betrachtung – die konfessionelle Seelsorge bei Kindern und Jugendlichen hilfreich sein kann, wenn sie an den Bedürfnissen des Kindes und seiner geistig-seelischen Entwicklung orientiert ist. Die Einbeziehung der Eltern und ihrer religiösen Vorstellungen ist hier, zumindest bei jüngeren Kindern, bedeutend.

Der konfessionelle Seelsorger kann also einigen jungen Menschen und ihren Familien besonders gut helfen, läuft aber Gefahr, durch seine religiöse Bindung bei anderen Opfern Vorbehalte zu wecken und so Möglichkeiten der psychologischen Erst-Hilfe nicht in allen Fällen anbieten zu können. Ein Angebot zu einem religiösen Dialog sollte unbedingt unaufdringlich erfolgen und nur auf Wunsch des Opfers realisiert werden.

## »SOS: Save Our Souls!« – Plädoyer für den psychisch traumatisierten jungen Menschen

Katastrophale Lebensereignisse erzeugen bei Kindern in der Regel psychische Symptome von besonderer Schwere, ohne dass die betroffenen Kinder in der Lage wären, ihre innere Not angemessen zu verdeutlichen. Viele Menschen, auch einige Fachleute, meinen immer wieder, die Selbstheilungskräfte der Psyche seien in der Regel stark genug, dass sich die Symptome einer Psychotraumastörung spontan, quasi von allein, wieder verlören. Und tatsächlich ist wissenschaftlich belegt, dass ein großer Teil *erwachsener* Patienten mit einer Posttraumatischen Belastungsstörung die Symptome im Laufe der Zeit auch ohne Behandlung wieder überwindet.

Aber die Folgen einer Traumatisierung sind nicht nur an den Diagnosekriterien für die Traumastörung festzumachen, die wir weiter oben kennengelernt haben. Die Folgen einer Gewalterfahrung bei einem 8-Jährigen führen unter Umständen eben auch dazu, dass aus einem mutigen, unternehmungslustigen Kerlchen ein allzu vorsichtiger Mensch wird. Unbewusst wird er vielleicht ständig weiter auf der Hut sein, diffuse Ängste vor Bindungen an Menschen haben, auch wenn er zwei Jahren nach dem Geschehen vielleicht keine sichtbaren PTBS-Symptome mehr hat. Seine ganze Entwicklung bis zum Berufsleben kann durch diese »prägenden« Erfahrungen negativ beeinflusst werden, wenn dem Kind oder Jugendlichen keine Hilfe angeboten wurde. Die Folgen einer psychischen Traumatisierung werden also nicht nur in den Symptomen einer Posttraumatischen Belastungsstörung deutlich, wie weiter oben bereits aufgezeigt wurde. Über mannigfache andere psychische und körperliche Störungen, die durch eine Traumatisierung verstärkt oder ausgelöst werden können, wurde im 1. und 2. Kapitel ausführlich berichtet.

Es stellt sich zum Abschluss des Buches hoffentlich nicht mehr die Frage, ob seelisch schwer verletzten Kindern eine gute Versorgung vom ersten Moment an ermöglicht werden sollte – dies müsste nun selbstverständlich sein. Hier ist zunächst der erwachsene Mensch in der direkten Umgebung des Kindes oder Jugendlichen gefragt: Laien und Profis aus den Berufsgruppen Polizei, Rettungswesen, Lehrer, Kindergärtnerinnen u. A. Die weiterreichende optimale Versorgung traumatisierter Kinder und Jugendlicher ist dann nicht nur eine medizinisch-therapeutische, sondern auch eine gesellschaftliche Aufgabe, der sich die Welt der Erwachsenen in Zukunft mit mehr Anstrengung stellen sollte. Dies betrifft die frühzeitige Erkennung, Behandlung sowie umfassende Förderung geschädigter Kinder und ihrer Familien.

Ich hoffe, dass das vorliegende Buch Ihnen die oft unsichtbare Not traumatisierter Kinder und Jugendlicher verdeutlicht hat. Lesen Sie ruhig ab und zu das ein oder andere Kapitel wieder einmal durch und verbreiten Sie Ihr Wissen bei anderen Erwachsenen und auch den Kindern selbst. Sie verstehen oft mehr, als wir ihnen zutrauen!

Vielleicht hilft dieser Text auch dabei, dem Thema der »heilen Seele« insgesamt etwas mehr Popularität zu verschaffen. Immer noch ist »Psychokram« für viele »Spinnerei« – das sollte sich ändern! Jeder Mensch – egal ob Kind oder Erwachsener – kann morgen von einer seelischen Verletzung betroffen sein. Und dabei sollte es nicht immer nur ein Trauma sein, das unsere Unterstützung und Hilfsbereitschaft mobilisiert.

Es bleibt zu wünschen, dass Ihnen als Leserin oder Leser Handlungshilfen gegeben und Zusammenhänge verständlich geworden sind und das Buch auf die Notwendigkeit der umfassenden Versorgung betroffener Kinder und Jugendlicher sowie ihrer Familien aufmerksam machen kann. Profis und Laien sind hier gefragt! Psychotraumatologie sollte keine »Geheimwissenschaft« mehr sein!

Die körperliche *und* seelische Gesundheit der Kinder ist das kreative Potenzial unserer Gesellschaft von morgen! Wir können mit unserem Wissen und der nötigen Courage in Zukunft alle gemeinsam noch mehr zur Gesundheit der Kinder und damit zu einer menschlicheren Gesellschaft beitragen!

# Dank

sei meinem lieben Freund Achill für die Ermutigung,
dieses Buch zu schreiben.

# Anhang

## Anmerkungen

1 Es handelt sich dabei um eine Art Röntgenverfahren, das es möglich macht, Funktionsabläufe im Stoffwechsel unterschiedlicher Gehirnareale darzustellen.

2 An dieser Stelle sei Herrn Prof. H. J. Markowitsch von der psychologischen Fakultät der Universität Bielefeld für die freundliche Durchsicht des Textmaterials auf Plausibilität in der Darstellung der neurowissenschaftlichen Zusammenhänge von Traumatisierung herzlich gedankt!

3 CRH = corticotropine releasing hormone; ACTH = adrenocorticotropes Hormon, auch Kortikotropin.

4 Der 19-jährige Robert Steinhäuser erschoss am 26. 4. 2002 am Gutenberg-Gymnasium in Erfurt zwölf Lehrer, eine Sekretärin, zwei Schüler und einen Polizisten; Steinhäuser war bis Oktober 2001 Schüler des Gymnasiums gewesen. In Emsdetten verletzte ein 18 Jahre alter ehemaliger Schüler der Geschwister-Scholl-Realschule dort am 20. 11. 2006 fünf Menschen durch Schüsse, bevor er sich selbst tötete.

## Literatur


Charcot, J. M. (1887): *Leçon sur les maladies du système nerveux faites a la Salpêtrière* (Bd. 3). Progress Médical A. Delahaye & E. Lecrosnie: Paris.

Felitti, V. J., Anda, R. F., Nordenberg, D., Williamson, D. F., Spitz, A. M., Edwards, V., Koss, M. P., Marks, J. S. (1998): Relationship of childhood abuse and household dysfunction to many of the leading causes of death in adults. The Adverse Childhood Experiences (ACE) Study. *American Journal of Preventive Medicine* 14 (4), S. 245–258.

Fischer, G. (2005): *Neue Wege aus dem Trauma. Erste Hilfe bei schweren seelischen Belastungen.* Walter-Verlag: Düsseldorf und Zürich.

Fleck-Bohaumilitzky, C. (2003): *Wenn Kinder trauern.* Südwest Verlag: München.

Freud, S. (1888): Hysterie. *Psyche* 7.

Görke-Sauer, M. (2006): *Im Land der Trauer – Abschiedsrituale.* Patmos Verlag: Düsseldorf.

Hüther, G. (2003): Die Auswirkungen traumatischer Erfahrungen im Kindesalter auf die Hirnentwicklung. Das allgemeine Entwicklungsprinzip. In: K. H. Brisch, T. Brisch, T. Hellbrügge (Hrsg.): *Bindung und Trauma. Risiken und Schutzfaktoren für die Entwicklung von Kindern.* Klett-Cotta: Stuttgart, S. 94–104.

Janet, P. (1901): *The mental states of the hystericals.* Putnam's Sons: New York.

Kolk, B. A. van der (2000): Die Vielschichtigkeit der Anpassungsprozesse nach erfolgter Traumatisierung: Selbstregulation, Reizdiskriminierung und Entwicklung der Persönlichkeit. In: B. A. van der Kolk, A. C. McFarlane, L. Weisaeth (Hrsg.): *Traumatic Stress. Grundlagen und Behandlungsansätze. Theorie, Praxis und Forschung zu posttraumatischem Stress sowie Traumatherapie.* Junfermann: Paderborn, S. 169–194.

– (2005): Developmental trauma disorder. A new, rational diagnosis for children with complex trauma histories. *Psychiatric Annals* 5, S. 401–408.

Krüger, A. (2006): Psychische Traumatisierung im Kindes- und Jugendalter. In: L. Reddemann (Hrsg.): *Psychotraumata. Der seelisch erschütterte Patient in der primärärztlichen Versorgung.* Deutscher Ärzteverlag: Köln, S. 39–54.

– (2007 [im Druck]). Traumatherapie im ambulanten Setting. In: M. A. Landolt, T. Hensel, M. Meusers (Hrsg.): *Traumatherapie bei Kindern und Jugendlichen.* Hogrefe: Göttingen.

Krüger, A., Reddemann, L. (2007): *Psychodynamisch Imaginative Traumatherapie für Kinder und Jugendliche. PITT-KID – Das Manual.* Klett-Cotta: Stuttgart.

Kübler-Ross, E. (1974): *Was können wir noch tun? Antworten auf Fragen nach Sterben und Tod.* Kreuz Verlag: Stuttgart/Berlin.

Levine, P. A., Kline, M. (2005): *Verwundete Kinderseelen heilen. Wie Kinder und Jugendliche traumatische Erlebnisse überwinden können.* München: Kösel-Verlag.

Linehan, M. (1996): *Dialektisch-behaviorale Therapie der Borderline-Persönlichkeitsstörung.* CIP-Medien: München.

Markowitsch, H. J., Welzer, H. (2005): *Das autobiographische Gedächtnis. Hirnorganische Grundlagen und biosoziale Entwicklung.* Klett-Cotta: Stuttgart.

Henry Miller, H. (1988): *Das Lächeln am Fuße der Leiter.* Mit Illustrationen von Joan Miró. Rowohlt: Reinbek b. Hamburg.

Oppenheim, H. (1889): Wie sind die Erkrankungen des Nervensystems aufzufassen, welche sich nach Erschütterungen des Rückenmarks, insbesondere Eisenbahnunfällen, entwickeln? *Berliner klinische Wochenschrift* 25, S. 166–170.

Reddemann, L. (2001): *Imagination als heilsame Kraft. Zur Behandlung von Traumafolgen mit ressourcenorientierten Verfahren.* Klett-Cotta: Stuttgart.

– (2004): *Eine Reise von 1000 Meilen beginnt mit dem ersten Schritt. Seelische Kräfte entwickeln und fördern.* Herder: Freiburg.

– (2006): *Überlebenskunst.* Klett-Cotta: Stuttgart.

– (2007): *Psychodynamisch Imaginative Traumatherapie. PITT – Das Manual.* Klett-Cotta: Stuttgart (4., erw. Aufl.).

Saint-Exupéry, A. (1998): *Der kleine Prinz*. Karl Rauch Verlag Düsseldorf.

Shapiro, F. (1989): Eye movement desensitization: A new treatment for post-traumatic stress disorder. *Journal of Behavior Therapy and Experimental Psychiatry* 20.

Tinker, R. H., Wilson, S. A. (2000): *EMDR mit Kindern. Ein Handbuch*. Paderborn: Junfermann.

## Zitatnachweis

6 Aus: Der kleine Prinz. © 1950 und 2021 Karl Rauch Verlag Düsseldorf.

6 Aus: Henry Miller, Das Lächeln am Fuße der Leiter. In der Übersetzung von Herbert Zand. © 1965 Rowohlt Verlag GmbH, Hamburg.

118 f.; 125–128; 170 f. Aus: Krüger, Andreas/Reddemann, Luise: Psychodynamisch Imaginative Traumatherapie für Kinder und Jugendliche. PITT-KID – Das Manual. Klett-Cotta (Reihe Leben lernen Nr. 201), Stuttgart 2007. © Rechte bei Andreas Krüger.

## Bildnachweis

41 Tabelle: Aus: Krüger, Andreas: Psychische Traumatisierung im Kindes- und Jugendalter. In: Reddemann, Luise (Hrsg.): Psychotraumata. Der seelisch erschütterte Patient in der primärärztlichen Versorgung. Rechte liegen beim Autor.

53 Gehirnabbildung: © Patmos Archiv.